Dr Albert BADOLLE

Ancien Externe des Hôpitaux de Lyon,
et de la Maternité de la Croix-Rousse,
Ancien Interne suppléart des Hôpitaux de Lyon.

Le Syndrome Ostéomalacique

Nature et pathogénie

LYON. — A. MALOINE

LE

SYNDROME OSTÉOMALACIQUE

(NATURE ET PATHOGÉNIE)

LE
SYNDROME OSTÉOMALACIQUE

(NATURE ET PATHOGÉNIE)

PAR

Le Dr Albert BADOLLE

Ancien Externe des Hôpitaux de Lyon,
et de la Maternité de la Croix-Rousse,
Ancien Interne suppléant des Hôpitaux de Lyon.

GRANDE LIBRAIRIE MÉDICALE, SCIENTIFIQUE ET INDUSTRIELLE

A. MALOINE

PARIS	LYON
25-27, Rue de l'Ecole-de-Médecine	Rue de la Charité, 6

1913

DU MÊME AUTEUR

LA PNEUMONIE A PNEUMOBACILLES (en collab. avec MM. CORDIER et
BRISSAUD), *Lyon Médical,* 14 avril 1912, n° 15, p. 817-824.

INFARCTUS DU MYOCARDE, RUPTURE DU COEUR, MORT SUBITE PAR HÉMO-
PÉRICARDITE (en collab. avec M. BÉRIEL). Communication à la
Société des Sciences médicales, Lyon, séance du 6 mars 1912 ;
Lyon Médical, 9 juin 1912, n° 23, p. 1278.

LÉSION HÉMORRAGIQUE DE LA COUCHE OPTIQUE (en collab. avec M. BÉ-
RIEL). Communication à la Société des Sciences médicales,
Lyon, séance du 15 mai 1912 ; *Lyon Médical,* 8 septembre 1912,
p. 389.

INFLUENCE DE L'ADRÉNALINE ASSOCIÉE AU CHLORURE DE CALCIUM SUR LES
ÉCHANGES MINÉRAUX AU NIVEAU DES OS (en collab. avec MM. BON-
NAMOUR, SARVONAT et ESCALLON). Communication à la Société
de Biologie de Paris, séance du 10 mai 1913 ; *Comptes rendus
hebdomadaires de la Société de Biologie,* 16 mai 1913, n° 17,
t. LXXIV, p. 1019.

DÉCALCIFICATION OSTÉOMALACIQUE CHEZ LE LAPIN SOUS L'INFLUENCE D'IN-
JECTIONS INTRAVEINEUSES DE LACTOSE (en collab. avec MM. BONNA-
MOUR et ESCALLON). Communication à la Société de Biologie de
Paris, séance du 24 mai 1913 ; *Comptes rendus hebdomadaires
de la Société de Biologie,* 30 mai 1913, n° 19.

A LA MÉMOIRE DE MON PÈRE

Le Docteur BADOLLE

Ancien Interne des Hôpitaux de Lyon.

(1854-1891)

A MA MÈRE

A MON FRÈRE GEORGES

Monsieur le Professeur J. TEISSIER

Professeur de Clinique médicale,
Associé national de l'Académie de Médecine,
Officier de la Légion d'honneur.

A MES MAITRES DES HOPITAUX :

MM. PONCET, TEISSIER, ROQUE, GAYET, LECLERC,
PLAUCHU.

MM. WEILL, DELORE, LERICHE, PATEL, LESIEUR
CADE, BÉRIEL, BONNAMOUR, FAVRE, SAVY.

En tête de ce travail, je placerai le nom de
M. le professeur TEISSIER. *Les recherches chimiques
et trois des observations qui s'y trouvent sortent de
sa clinique. Déjà, c'est dire tout ce que je lui dois,
mais cela encore est peu de chose. Depuis le temps
passé dans son service comme externe, et qui restera
le meilleur de mes études médicales,* M. TEISSIER
*n'a pas cessé de me prodiguer les marques les plus
constantes du plus bienveillant intérêt. Il me fait
maintenant le grand honneur d'accepter la prési-
dence de cette thèse. Pour tout cela, je sens que je
ne pourrai jamais assez lui exprimer ma recon-
naissance, mais je tiens à lui affirmer ici, avant
toute autre chose, mon très profond, mon très
respectueux attachement.*

C'est sur les conseils de M. le Dr BONNAMOUR,
*médecin des hôpitaux, mon chef de service pendant
l'année que je passai à l'Internat de l'hospice
Debrousse, que j'ai commencé ces recherches sur
l'ostéomalacie, dont il nous avait été donné d'observer
ensemble un cas très remarquable, qu'on trouvera
plus loin. Au milieu des difficultés souvent rebu-
tantes d'une telle entreprise — car il n'est guère de
pathogénie plus vaste et plus compliquée, s'il en est
peu d'aussi intéressante — c'est lui qui m'a appris
comment il faut s'attacher et même comment on finit
par s'exalter à sa besogne scientifique. Le mérite*

de mes expériences lui revient pour une grande part. De plus, je lui dois certains examens anatomo-pathologiques et la traduction des travaux américains de Mac Crudden. Toute ma gratitude lui est acquise. Je le prie d'en recevoir ici l'expression la plus sincère.

A MM. les Drs SARVONAT, REBATTU et ROUBIER, qui m'ont fourni d'importants documents pour ce travail, j'adresse mes bien vifs remerciements. M. SARVONAT a partagé avec M. ESCALLON la majeure partie des analyses chimiques sans les-lesquelles mes expériences auraient manqué de preuves. Leur concours si dévoué, si consciencieux, ne m'a jamais fait défaut. Je leur en suis profondément reconnaissant, et je les prie de croire que je garde le plus agréable souvenir de nos travaux en commun.

INTRODUCTION

Depuis une quinzaine d'années, la pathogénie de l'ostéomalacie se complique de jour en jour, à mesure que s'accumulent des observations d'interprétation plus malaisée, et que sont mis au jour des faits expérimentaux souvent disparates, quand ils n'apparaissent pas d'abord comme franchement contradictoires.

C'est précisément cette complexité apparente, cette absence complète de cohésion, qui m'ont engagé, non seulement à réunir ici ces données les unes à côté des autres, mais surtout, à chercher, s'il était possible, grâce à elles, *d'établir une classification rationnelle des cas*, qui pût conduire, pour chacun d'eux, à une thérapeutique vraiment pathogénique, c'est-à-dire rationelle.

Ce sujet n'a pas encore donné lieu à des revues d'ensemble complètes. Il m'a semblé intéressant et d'actualité, à un moment où précisément la thérapeutique — et, il faut le dire, une pharmacopée abusive — se préoccupent si fort de la récalcification de l'organisme malade. Or, pour savoir, en tout état de cause, quand et comment il faut récalcifier, peut-être conviendrait-il d'abord, à mon avis, de connaître un peu mieux les phénomènes de la décalcification.

De cela, il faut avouer qu'on s'est beaucoup moins soucié !

A vrai dire, les faits ne manquent pas, les observations ne sont pas rares, mais on n'aperçoit pas toujours les liens qui peuvent les unir, et les auteurs, je le répète, nous ont peu facilité cette tâche. J'ai voulu d'abord les rapporter, tels qu'ils sont ; je chercherai ensuite comment on peut les coordonner.

En effet, c'est la nécessité et le grand avantage des revues d'ensemble, d'exposer tous les faits, et de ne tirer des conclusions légitimes de chacun d'eux qu'après avoir envisagé tous les autres. Je crois précisément, qu'en ce qui concerne l'ostéomalacie on a trop perdu de vue les idées générales, pour se cantonner obstinément dans des considérations particulières, qu'à tort on a voulu ensuite ériger en doctrines. Parce qu'on a vu des cas d'origine incontestablement infectieuse, faut-il affirmer que toutes les observations devront désormais être rapportées à l'infection, et, si la castration a guéri certains malades, allons-nous dire que l'ostéomalacie est toujours et partout d'origine ovarienne ?

Souvent, en dépouillant la bibliographie, m'est revenue à l'esprit cette vieille parabole de Çakya-Mouni que je ne puis résister à citer : « Quatre aveugles se promenant ensemble, trouvèrent un éléphant. Le premier toucha la jambe et dit : « Ce doit être un « tronc d'arbre. » Le second palpa le corps : « C'est une « muraille », affirma-t-il. Le troisième prit la trompe et déclara : « C'est un serpent ». Et le quatrième assura en tenant la queue que c'était une corde ! »

Ainsi, notre ambition doit être d'éclairer tout notre sujet, sans courir le risque des généralisations hâtives, quelle que soit leur vraisemblance.

Il m'eût été facile de rassembler ici un grand nombre d'observations, surtout d'ostéomalacie puerpérale. Je ne l'ai pas voulu parce que, si elles eussent présenté un grand intérêt clinique, la plupart des recherches du laboratoire et surtout la teneur en chaux du sang y manquaient, et ainsi l'étude pathogénique n'y eût gagné que fort peu de chose. Aussi bien, c'est à ce seul point de vue que j'en ai rapporté quelques-unes, et leur description clinique n'est intéressante à cette place, qu'autant qu'elle peut nous permettre de découvrir la cause première de la maladie dans un cas donné.

Ce travail est divisé en trois parties.

J'étudie d'abord *les causes premières de l'ostéomalacie :* la dyscrasie acide, l'infection, les troubles des glandes endocrines et du système nerveux. Je pense qu'il ressortira suffisamment de ces préliminaires que l'affection n'est pas une entité morbide, mais un syndrome de causes diverses. Et cela justifiera le titre de la deuxième partie : *L'ostéomalacie est le syndrome de la décalcification osseuse, quelle que soit son origine.*

Là, je montrerai par quels moyens on a pu déceler jusqu'à présent cette décalcification chez les malades et comment il se fait qu'on possède actuellement dans le dosage de la chaux du sang une méthode à peu près parfaite. On verra ensuite le rôle exact qu'il faut attribuer à la décalcification dans le processus mala-

cique, et aussi celui qui revient aux autres sels minéraux.

Enfin, dans une troisième et dernière partie, j'étu-
dierai *comment on a essayé de reproduire l'ostéomalacie*, et je rendrai compte dans le dernier chapitre
des expériences que j'ai entreprises à ce sujet.

PREMIÈRE PARTIE

LES CAUSES PREMIÈRES DE L'OSTÉOMALACIE

CHAPITRE PREMIER

LES PREMIÈRES HYPOTHÈSES

LA THÉORIE HUMORALE

On sait le peu de difficultés qu'on éprouve à décalcifier un os *in vitro :* il suffit de le plonger dans une solution acide et de l'y laisser un certain temps. Ce fait, connu depuis longtemps, conduisit logiquement les premiers travaux touchant la nature de l'ostéomolaire vers la recherche d'un acide présent dans le sang ou dans les os.

L'acide lactique.— Bouchard classa l'ostéomalacie dans le chapitre des dyscrasies acides et incrimina l'acide lactique.

Quelques auteurs l'ont trouvé dans les os et dans la moelle osseuse (Schmidt, Von Benecke, Weber, Moers et Mück, Steiner), mais Mommsen n'a pu la déceler dans aucun cas et Virchow a même trouvé dans la moelle des os malaciques une réaction franchement alcaline.

Cependant d'autres auteurs prétendaient avoir eu des résultats positifs chez les animaux par une alimentation artificielle riche en acide lactique (Heitzmann, Heiss). La question fut reprise par M. Tripier et après lui par MM. Gayet et Bonnet. M. Tripier donna pendant longtemps jusqu'à 8 grammes d'acide lactique par jour à des lapins. « Les os devinrent plus blancs, plus friables, mais non pas flexibles. Il n'y avait pas de déformations nulle part. » MM. Gayet et Bonnet administrèrent l'acide lactique à la dose de 1 gramme par jour pendant six mois. « Au cours de l'expérience, la femelle mit bas une portée de trois petits qui ont été élevés avec la même alimentation. Or, ni chez les parents, ni chez les petits, il n'y eut de ramollissements osseux. »

La question a donc semblé, à un moment donné, nettement tranchée par la négative, au moins pour ce qui concerne l'acide lactique.

D'autres acides avaient en effet été mis en cause.

Pour Rindfleisch l'ostéomalacie était la conséquence d'une hyperhémie passive par stase veineuse, qui, mettant l'*acide carbonique* au contact des os, favoriserait la dissolution des sels de chaux ! Rien que d'hypothétique dans cette conception. Pas plus l'hyperhémie au niveau de l'os que l'action de l'acide carbonique ne sont prouvés.

L'acide oxalique administré par Zuntz à des lapins a eu pour effet de rendre leurs os cassants, mais non ramollis. Mais cette seule donnée ne peut nous suffire, et nous aurons à revenir sur ce point. La décalcification expérimentale des lapins, soumis par Parisot

à l'ingestion prolongée de glucose, *semblait marcher
de pair avec l'oxalurie* et lui être proportionnelle. Le
rôle de l'acide oxalique est donc plus important qu'on
a semblé le croire jusqu'à présent.

La présence d'acide acétique et d'acide formique n'a
jamais été démontrée.

La théorie de Bouchard fut reprise en 1885 par
Comby, qui incrimina la dilatation stomacale, observée chez certains ostéomalaciques. Avec lui, Bouchard
lui-même pensa que dans ces cas c'était l'*acide acétique* qui était en cause. Il attribue à la formation en
excès de cet acide au niveau de l'estomac dilaté les
troubles osseux des malades et les nodosités phalan-
giennes qu'il avait donnés comme pathognomoniques
de l'ectasie gastrique.

Reuch a justement critiqué ces vues assez hypo-
thétiques. Comby lui-même déclara plus tard avoir
arrêté l'évolution de l'ostéomalacie par un traitement
tonique et reconstituant bien que la dilatation ait
conservé tous ses caractères. Et d'ailleurs, il nous
semble que, sans chercher d'autres arguments, la
rareté de l'ostéomalacie, mise en face de la fréquence
des dilatations stomacales et des dyspepsies, suffit à
prouver combien ce mécanisme, s'il existe, doit être
exceptionnel.

Mais, si nous critiquons l'opinion de Comby, nous
ne rejetons pas pour cela la théorie humorale de
Bouchard dont l'idée maîtresse reste vraie. On verra
à la fin de ce travail combien nos expériences et celles
de Parisot sont favorables à cette manière de voir.
C'est pourquoi nous n'hésitons pas à avancer dès

maintenant — à l'encontre de beaucoup d'auteurs —
qu'il existe de nombreux cas d'ostéomalacie rele-
vant d'un vice de la nutrition, dont la dyscrasie
acide est le plus souvent l'origine.

LA THÉORIE TROPHONÉVROTIQUE

En 1871, W. Ogle émit le premier l'hypothèse
que l'ostéomalacie était un trouble trophique d'origine
nerveuse.

Certes, le tissu osseux n'échappe pas à la loi commune et sa nutrition est, comme pour les autres tissus,
sous la dépendance du système nerveux. La clinique
et l'expérimentation sont d'accord pour démontrer la
production de lésions osseuses consécutives aux altérations du système nerveux.

Talamon a fait l'histoire de ces *troubles osseux*
d'origine nerveuse. Il les a observés surtout chez les
aliénés, les idiots, les maniaques, les paralytiques
généraux, les tabétiques, etc... Buddington, en 1872,
disait que le ramollissement des os est un fait connu
dans la paralysie des aliénés, l'ataxie et la maladie
de Parkinson. Banglé insiste dans sa thèse sur la fréquence des fractures au cours des affections du système nerveux central ou périphérique.

Les ostéo-arthropathies, les fractures spontanées
du tabes et de la syringomyélie montrent aussi l'importance du système nerveux sur la trophicité des os.
Les os altérés des tabétiques présentent, au point de
vue microscopique, un élargissement des canaux de
Havers, dû, d'après Déjerine, à une décalcification

des travées osseuses de leur voisinage. « La moelle osseuse subit en même temps une transformation embryonnaire et remplit de ses petites cellules les canaux de Havers » (Richet).

Au point de vue chimique, Regnard a trouvé que la substance minérale des os était diminuée au point de ne plus former que 24 pour 100 au lieu de 66 pour 100 de l'os. Sont surtout diminués les phosphates.

Comme on le voit, les altérations microscopiques et chimiques rappellent assez bien celles qu'on rencontre dans l'ostéomalacie.

D'ailleurs, on a rapporté (Weysmar) quelques cas de tabes avec ostéomalacie, rares, il est vrai. Mais, cette coexistence mise à part, ceci nous amène à nous poser une autre question.

Quel est l'état du système nerveux dans l'ostéomalacie ? — Et d'abord y a-t-il des lésions des centres ?

On les a souvent recherchées sans les trouver. MM. Gayet et Bonnet, sur la coupe d'une moelle épinière d'ostéomalacique n'ont rien vu d'anormal. On peut objecter que bien des maladies nerveuses — comme l'épilepsie par exemple — sont à l'heure actuelle inaccessibles aux investigations anatomopathologiques.

En effet, la clinique serait, dans certains cas, assez favorable à une origine nerveuse ; il y a ici des troubles nerveux qui ne sont pas rares : des douleurs, des signes précoces d'asthénie musculaire, des altérations du caractère et quelquefois de l'intelligence, etc.

Du côté des nerfs périphériques, on a trouvé quel-

quefois des lésions de névrite au voisinage d'ostéomalacies locales (Gayet et Bonnet), mais là encore
assez rarement.

**En l'absence de troubles matériels, comment
le système nerveux peut-il agir?** — Il faut compter
avec des « perturbations dynamiques, fonctionnelles,
avec des retentissements réflexes d'un organe éloigné
sur le squelette »; mais surtout cette influence peut
s'exercer par l'intermédiaire d'une *action vasculaire*
et ceci nous amène à l'hypothèse de Fehling que nous
retrouverons plus loin et que conserve avec ténacité
une bonne partie des auteurs allemands.

Fehling admettait que c'était une activité exagérée
des ovaires qui entraînait par voie réflexe les altérations osseuses. Ce sont les vaso-dilatateurs excités qui
provoqueraient l'hyperhémie par stase veineuse de
l'os, d'où une mise en liberté de sels calcaires sous
l'action dissolvante de l'acide carbonique. Recklinghausen soutenait encore récemment que l'ostéomalacie était due à une congestion artérielle des vaisseaux
de la moelle, provoquée par des troubles ou même
par de véritables lésions du sympathique.

S'il est vrai que ces phénomènes vaso-moteurs
d'origine ovarienne soient à la base du ramollissement
osseux, il nous semble permis de supposer, à la lumière
des données actuelles sur le rôle des glandes endocrines sur le processus malacique, que les mêmes
phénomènes réflexes peuvent avoir aussi pour origine
les surrénales, l'hypophyse... et surtout le corps
thyroïde.

Pour ce qui est de ce dernier, la coexistence si fréquente de l'ostéomalacie et de la maladie de Basedow
serait particulièrement favorable à cette hypothèse, à
moins qu'on ne préfère mettre les deux affections
sur le compte d'une même lésion causale du grand
sympathique, ce qui nous ramènerait plus près encore
de la théorie de Fehling.

Quoi qu'il en soit des diverses interprétations qu'on
peut apporter à ce sujet, il faut retenir surtout que le
fait de considérer l'ostéomalacie comme un trouble
trophique d'origine nerveuse *ne va pas à l'encontre
des hypothèses nouvelles* qu'on a formulées depuis, et
que, loin de les exclure, cette théorie semble au contraire, comme nous le verrons plus loin, renforcer dans
une certaine mesure certaines d'entre elles.

CHAPITRE II

L'INFECTION

Nous arrivons avec la théorie infectieuse à une conception pour laquelle on a dit que « *les plus exigeants trouveraient leurs preuves* ». En effet, on ne peut plus guère mettre en doute à l'heure actuelle qu'il existe des cas relevant de cette origine. Rien n'est plus intéressant que de suivre l'évolution de cette doctrine depuis sa naissance.

Zurn, en 1886, décrivit un microcoque trouvé par lui dans la moelle osseuse d'animaux malaciques. Furstenberg le vit apparaître huit heures après la mort chez des animaux malades qui n'en avaient pas présenté dans le sang de leur vivant. Henning avait trouvé des spores dans la moelle.

Ces recherches n'avaient pas été confirmées par Birch-Hirschfeld, Hoerssner, Fehling, lorsqu'en 1892 Petrone mit en cause le microbe de la fermentation nitrique découvert par Winogradsky dans le sol. Il existait dans le sang des malades et l'ostéomalacie aurait pu être reproduite en l'inoculant dans les veines des chiens. Il produisait de l'acide nitrique et par ce moyen la décalcification des os. On trouvait en effet de l'acide nitreux dans l'urine des malades.

Les recherches de Petrone n'ont pas résisté aux travaux de contrôle qu'elles ont suscités (Latzko, Cœhlein, Tshistovistch). Jamais on n'a pu reproduire l'ostéomalacie par ce moyen.

Aussi, bien que Seligman, Hertz, Lohlein aient admis de leur côté cette théorie infectieuse, celle-ci semblait ruinée et restait dans l'ombre. Mais, depuis quelques années, l'Ecole Vétérinaire et quelques auteurs, italiens en particulier, ont publié les résultats les plus impressionnants en faveur de l'origine infectieuse de l'ostéomalacie.

Les vétérinaires considèrent la maladie comme une infection. — Ils l'ont décrite depuis longtemps chez les animaux où elle s'observe (cheval, bœuf, chèvre, mouton, porc, chien, lapin, rat, souris) sous le nom de cachexie osseuse, de maladie des pattes, de gouttes chez le porc, de maladie du son chez le cheval, parce qu'elle sévirait particulièrement en Suisse et en Allemagne chez les chevaux des meuniers surtout alimentés de son (?). Ils avaient signalé des régions où la maladie — de quelque nom qu'on la qualifie — sévit *à l'état endémique* : en France, dans le Sud-Ouest, dans le centre ; au Tonkin, à Madagascar, au Transvaal, dans les Indes Anglaises où « la maladie est si commune dans les grandes villes qu'on la recherche tout d'abord dès qu'un cheval est présenté pour une visite de santé » (Oliver). Chez l'homme, la maladie serait fréquente, d'après Fehling, en Alsace, aux environs de Bâle, dans l'île de Schütt (Presbourg), dans le Sud-Est de la France. L'existence de ces foyers endémiques pour l'homme comme pour les animaux est indiscutable.

Pécaud aurait réussi au Tonkin *à transmettre la maladie* au cobaye et au cheval. Moussu, chez le porcelet et la chèvre, Charrin et Moussu, chez le lapin, ont démontré en 1903 que cette transmissibilité était possible par cohabitation avec un malade et ils ont prouvé en même temps son inoculabilité par introduction chez un sujet sain de moelle osseuse prélevée chez un sujet atteint « pendant la période de début ou d'augment ».

Pour Basset (d'Alfort), les caractères de l'ostéomalacie des animaux sont tout à fait en faveur de l'origine microbienne : les caractères anatomiques qui dénoncent une inflammation médullaire évidente, l'existence d'épizooties, de pays à foyers endémiques, l'influence curatrice de l'isolement, etc.

Les auteurs italiens ont décrit un diplocoque spécial. — En 1898, Monpurgo vit se développer sur des rats blancs une épidémie d'ostéomalacie. A l'autopsie de ces animaux, il vit dans la moelle épinière des amas de microorganismes prenant le gram. Il ensemença des tubes avec des morceaux de cette moelle et des morceaux d'autres organes (rate, foie, reins, cerveau, os) broyés et mêlés à de l'agar congelé. Dans l'étuve à 38 degrés, il constata au quatrième jour un enduit blanc brillant, qui fit voir au microscope des diplocoques en tétrades ou en chaînes résistant au gram.

En outre, Monpurgo pratiqua des inoculations

intramusculaires sur des rats blancs sains. Il obtint
ainsi 187 résultats positifs sur 300 inoculations. Au
bout de quelque temps, les animaux inoculés présentaient des déformations du tibia et une certaine flexion
de la colonne vertébrale. Chez les lapins et cobayes
inoculés par des diplocoques provenant de rats blancs,
il n'y eut pas de résultats.

Ce diplocoque a été retrouvé par Arcangeli (de
Rome) dans les os de dix femmes ostéomalaciques,
isolé par lui en culture pure sur bouillon, gélatine et
agar-agar. Fiona (1 cas), Binaghi (1 cas), Stefanelli
et Levi (2 cas) ont pu aussi le cultiver. Dans un autre
article, Arcangeli confirme ses premiers résultats :
l'ostéomalacie est due à un diplocoque dont la spécificité est certaine, prouvée par la liquéfaction spéciale
de la gélatine, la reproduction de la maladie par inoculation et l'agglutination. Désormais l'ostéomalacie
doit être considérée — à côté d'ailleurs du rachitisme
et de la maladie de Paget, nous reviendrons tout à
l'heure sur ce point — comme une forme de ce qu'il
appelle *la diplococcie ostéolytique spécifique.*

Allant plus loin, Artone de Saint-Agnèse (de Rome)
a préparé un vaccin dont il assure avoir obtenu de
bons résultats sur treize malades, qui auraient eu de
véritables améliorations.

Que faut-il penser de ces travaux? — Nous
croyons qu'il serait encore prématuré à l'heure actuelle
d'en tirer des conclusions trop affirmatives. Trop
récents, ils demandent confirmation pour être accep-
tés sans réserves. Nous n'avons pas encore contrôlé
et répété en France les expériences des auteurs

italiens. Dans les observations les plus récentes où la culture du sang a été faite, comme dans notre observation III, celle-ci est restée absolument négative. Mais cela ne veut pas dire que la théorie infectieuse soit fausse, tout au contraire, cela indique seulement à notre avis qu'*elle ne s'applique pas à la totalité des cas*.

D'ailleurs, elle a rencontré chez nous aussi des partisans convaincus.

Les auteurs français qui défendent la théorie infectieuse se sont basés surtout sur des faits cliniques et histologiques. — Loin de penser à l'action d'un pathogène déterminé, ils n'ont pas fait de l'ostéomalacie une maladie infectieuse spécifique et identique à elle-même dans les diverses circonstances où on l'observe. Il y a en effet une autre manière de concevoir ici le rôle de l'infection.

On sait maintenant que chaque maladie ne comporte pas un germe spécial, comme avaient semblé le montrer les premiers travaux de l'école pastorienne. La plupart des microbes peuvent engendrer des affections diverses, selon la virulence, le terrain, etc., et, par réciprocité, une même affection peut être engendrée dans certains cas par des germes différents. Or, il en serait ainsi pour l'ostéomalacie. Celle-ci serait due à une *action à distance sur le système osseux d'une infection quelconque*. Il ne s'agirait plus d'une affection spécifique, mais d'une maladie « para-infectieuse » ou due, comme Charrin et Gley l'ont bien montré pour le rachitisme, à l'action toxique des poisons microbiens.

Ceci élargit singulièrement, comme nous allons le voir, l'étendue de cette doctrine. Mais auparavant, nous devons étudier les arguments qui ont servi à l'édifier. Ils sont surtout d'ordre clinique et histologique, nous en emprunterons quelques-uns à la thèse lyonnaise de Duval.

En premier lieu, il faut noter la *fréquence d'une ou de plusieurs infections antérieures* chez les malades, à antécédents souvent très chargés. Le malade d'Hanot et Bouley avait eu une pneumonie à vingt ans, un chancre induré à trente et un ans, deux blennorragies et la variole à trente-cinq ans. Adenot a vu une ostéomalacie secondaire à une infection puerpérale. La malade de MM. Roque et Paviot (obs. VIII de la thèse de Duval) ressentit ses premières douleurs après une fièvre typhoïde grave onze ans après sa première grossesse. Ailleurs, la maladie a suivi un rhumatisme aigu (Fehling), l'influenza (Kochl et Hanau).

La marche de la maladie a quelquefois les *allures d'une maladie infectieuse*. Elle procède souvent par poussées. Il y a plusieurs attaques à intervalles plus ou moins éloignés. Il y a parfois des poussées fébriles relatées dans les deux observations de Trousseau. Enfin, dans l'observation de Bouley et Hanot, il y eut même suppuration sous forme d'abcès multiples.

L'étude anatomo-pathologique a fourni, elle aussi, des arguments dans ce sens.

Quelques auteurs déjà anciens avaient indiqué qu'il y avait, dans l'ostéomalacie, autre chose que la décalcification de l'os, et que celle-ci était subordonnée à un *processus actif de la moelle osseuse*. Virchow avait pu dire qu'il s'agissait d'une « ostéite raréfiante », et Eugène Vincent, d'une « ostéomyélite chronique progressive ». Bouley et Hanot, Demange, avaient remarqué dans le tissu médullaire un très grand nombre de cellules embryonnaires. M. Paviot signale, à l'examen de la moelle osseuse des ostéomalaciques à la phase d'ostéomalacie fragilis, la diminution des gouttelettes graisseuses, la présence de globules rouges nucléés, de lymphocytes et de mononucléaires identiques aux lymphocytes. Dans les quatre cas examinés, il y a absence des grains éosinophiles et des polynucléaires. Cela se rapproche singulièrement des caractères donnés par Dominici comme propres à la moelle infectieuse, savoir : la multiplication des myélocytes amphophiles, des mégakaryocytes et des hématies nucléés, et enfin la présence de mononucléaires de petite taille identiques aux lymphocytes. M. Paviot conclut qu'au premier stade de la maladie la moelle osseuse est une moelle infectieuse ou inflammatoire.

Dans notre observation I, nous avons, nous aussi, relevé quelques-uns des caractères rapportés par Dominici, et qui dénotent, chez notre malade, qu'il y avait une reviviscence médullaire évidente.

Basset est encore plus affirmatif : histologiquement, les caractères de l'ostéomalacie sont ceux d'une ostéomyélite banale qui consiste essentiellement en une résorption des lamelles osseuses. C'est « de l'ostéite raréfiante d'origine inflammatoire ».

D'après Léon Bernard, si la production d'un tissu

ostéoïde anormal est bien l'indice d'un processus inflammatoire actif, celui-ci ne doit pas, cependant, être identifié à celui des ostéites inflammatoires communes, bien qu'il ne présente, d'ailleurs, aucun caractère spécifique.

Sous l'influence de certaines causes, probablement de nature infectieuse, la moelle irritée entre en réaction. Celle-ci se manifeste « par la congestion qui peut aller jusqu'à l'hémorragie et par la prolifération cellulaire ». Ce phénomène se localise beaucoup plus sur la série ostéopoïétique que sur la série hématique des cellules médullaires, d'où il résulte une néoformation de cellules ostéoblastiques et de myéloplaxes. « Par leur activité fonctionnelle, les ostéoblastes néoformés participent à la décalcification, tandis que les ostéoblastes altérés sont les agents de l'apposition vicieuse ». Cette perturbation de l'apposition ostéoblastique et cette suractivité érosive des myéloplaxes sont provoquées par une irritation systématique de la moelle. C'est bien une réaction banale, non spécifique, mais qui comporte toutefois « la mise en travail pathologique des cellules ostéopoïétiques ». Ce dernier caractère différencie la réaction médullaire de l'ostéomalacie des simples lésions inflammatoires de l'ostéomyélite, avec lesquelles, pour Léon Bernard, on a eu le tort de la confondre. Mais ce qui est surtout à retenir de cette très séduisante théorie, c'est l'origine médullaire de l'ostéomalacie qui devient ainsi une « *ostéopathie myélogène* ». Cette manière de comprendre l'affection s'adapte tout à fait à la conception infectieuse.

Mais, ici, nous ne pouvons aller plus loin dans l'exposé de ces idées sans insister sur ce qui est comme le corollaire nécessaire de la doctrine soutenue par nombre des auteurs précités : nous voulons parler de l'identité possible de l'ostéomalacie et du rachitisme.

Rapports entre l'ostéomalacie et le rachitisme. — Plusieurs auteurs, dans des travaux récents, sont arrivés à ce rapprochement par des voies différentes, mais l'idée elle-même n'est pas nouvelle.

Au début, les deux affections ont été confondues dans le chapitre du rachitisme. Au point de vue nosographique, ainsi que le fait justement remarquer Léon Bernard, il y a eu un grand intérêt à dégager les deux maladies. L'œuvre de Morand, de Duncan, de Stein, de Lobstein garde toute sa valeur. Mais déjà Trousseau et Lasègue, en 1850, se refusaient à les séparer complètement en montrant les nombreuses ressemblances qui existaient entre elles : « Les caractères différentiels du bassin ne sont que relatifs aux différences des conditions qui entourent l'apparition des lésions ; l'incurabilité prétendue de l'ostéomalacie opposée à la curabilité du rachitisme n'est pas constante ; les douleurs, si remarquables chez les ostéomalaciques, existent quelquefois dans le rachitisme. Enfin, les différences de localisation et d'évolution de la lésion osseuse tiennent à l'âge du sujet chez lequel elle survient, mais n'ont aucun caractère essentiel. »

Il serait temps, pour beaucoup, de revenir aux idées premières, non en confondant de nouveau les deux maladies, mais en les réunissant dans une même famille.

Pour ce qui est du rachitisme, sa nature microbienne a été mise en avant depuis longtemps. Chaumier (de Tours) soutenait, en 1894, que c'était une maladie spécifique due à un microbe inconnu, contagieuse, épidémique et endémique. Miscoli pensait de même, mais attribuait le processus infectieux à un agent pathogène banal : strepto, staphylo, coli...

Mais, plus récemment, les auteurs italiens (Monpurgo, Arton de Saint Agnèse, Arcangeli) ont soutenu l'unité microbienne de l'ostéomalacie et du rachitisme. Ce sont pour eux deux formes d'une même infection : la diplococie ostéolytique spécifique, qui comporterait en outre, pour Arcangeli, comme troisième forme, la maladie osseuse de Paget.

Monpurgo, sur un total de 300 expériences, conclut que les mêmes germes inoculés au rat blanc jeune ou adulte déterminent soit le rachitisme vrai, soit l'ostéomalacie.

1° Avec les germes retirés du rat blanc ostéomalacique, on peut reproduire avec une grande fréquence la même maladie dans le squelette de l'adulte sain ; et avec les mêmes germes, déterminer chez les animaux jeunes et sains, une maladie correspondant au rachitisme.

2° Les germes trouvés chez les rachitiques permettent de reproduire le rachitisme chez l'animal jeune et peuvent déterminer l'ostéomalacie chez l'adulte.

3° Les sujets jeunes peuvent contracter naturellement le rachitisme par contagion, soit d'un autre

animal rachitique, soit d'un adulte ostéomalacique.

C'est avec de la moëlle osseuse provenant de por-
celets rachitiques que Moussu et Charrin, dans une
expérience que nous détaillerons plus loin, ont déterminé chez le lapin adulte un ramollissement généralisé du squelette. Ostéomalacie et rachitisme seraient
donc reversibles.

Arton de Saint-Agnèse, Arcangeli décrivent le
diplocoque de l'ostéomalacie comme étant aussi l'a-
gent du rachitisme, et même ils auraient obtenu un
vaccin qui, dans les deux cas donnerait, des résultats
également bons.

En France, Basset et Léon Bernard soutiennent
l'identité des lésions.

Basset montre qu'on peut trouver, dans l'ostéomalacie comme dans le rachitisme, « des prolongements
cartilagineux plongeant dans une moëlle abondante,
et même des nodules de cartilage isolés dans cette
moëlle ». On peut voir dans le même champ microscopique les lésions du rachitisme et celles de l'ostéomalacie, et aussi, pour le même auteur, celles qu'on a
considérées comme propres à la dysplasie périostale et
à l'achondroplasie. « Toutes ces dystrophies doivent
être considérées, non comme autant d'entité mor-
bides distinctes, mais comme des variantes d'un même
processus inflammatoire. »

Cette combinaison des lésions des deux maladies a
été signalée aussi par Recklinghausen, Arnd, et
même la ressemblance a parfois été telle que les
observateurs n'ont pu se mettre d'accord. Dans les

faits d'ostéomalacie infantile de Meslay, aucune différence histologique ne peut être invoquée avec le
rachitisme. Dans le cas de Rehu, Virchow tient pour
le rachitisme, tandis que Recklinghausen opinait pour
l'ostéomalacie. Les cas de Looser, Arnd, Bokay,
montrent les mêmes analogies.

La thèse de Hudde conclut dans le même sens.
L'auteur se base sur la fréquence concomittante de
l'ostéomalacie puerpérale et du rachitisme en Breta-
gne, et sur l'identité des caractères anatomo-pathologiques des deux maladies. L'une et l'autre auraient une
lésion originelle commune : le ramollissement osseux
sur lequel l'affection malacique vient greffer des phénomènes de résorption trabéculaire. L'ostéomalacie
pourrait n'être qu'une sorte de rachitisme aigu et
généralisé au cours duquel le processus irritatif, dépassant le but, amène une atrophie considérable de la
substance osseuse.

Pour Léon Bernard, il ne s'agit que d'une *différence
d'intensité dans le processus médullaire réactionnel.*
Lorsque la réaction médullaire est légère et survient
dans la croissance, elle se localise sur les zones d'ossification en raison de leur activité prépondérante: la
production du tissu ostéoïde et le ramollissement
osseux sont circonscrits à ces zones : c'est le rachitisme. Lorsque la réaction médullaire est plus intense,
elle étend ses conséquences sur la structure de l'os
entier : c'est l'ostéomalacie. Donc, se serait une question d'âge et de degré. Il est vrai qu'on connait des
cas où le même malade fut rachitique dans son enfance,
ostéomalacique plus tard (Latzko, Peindelberger).

La malade de notre observation III en est un autre exemple.

Existe-t-il des syndromes ostéomalaciques d'origine cancéreuse, syphilitique et tuberculeuse? — Nous avons vu plus haut que la conception de certains auteurs français, qui mettaient l'infection à la base de l'ostéomalacie, avait singulièrement reculé les limites de la maladie. Il en est d'autres qui semblent les avoir encore dépassées.

Depuis longtemps on avait noté parmi les causes de l'ostéomalacie le cancer, la syphilis et quelquefois la tuberculose comme prédispositions banales. Hanot, se basant sur le fait de la décalcification de la lamelle osseuse, substratum anatomique du ramollissement osseux, fait qui pour lui est caractéristique et suffisant pour définir l'ostéomalacie, a été amené à envisager des ostéomalacies syphilitiques et cancéreuses. Avec Gaston, en 1895, et après Recklinghausen, en 1891, il montra que le cancer généralisé des os y provoque des lésions comparables à celles de l'affection qui nous occupe. D'autre part, il regardait, en 1897, comme un cas de syphilis l'observation Morrison, observation enregistrée, en 1873, comme un exemple classique d'ostéomalacie. « En revoyant au jour des notions actuelles sur les processus anatomiques infectieux, les préparations histologiques faites en 1873, les lésions trouvées alors dans les os, en dehors des lamelles ostéomalaciques typiques, pourraient être envisagées comme l'une de ces infiltrations diffuses que l'on rencontre dans la syphilis comme dans la tuberculose, et, actuellement, il n'est pas irrationnel d'y voir une ostéomyélite syphilitique généralisée. »

Faut-il adopter les idées de Hanot et décrire sous le nom d'ostéomalacie les cas de ramollissement plus ou moins généralisé du système osseux ? Léon Bernard considère cette extension du domaine de la maladie comme inacceptable. Pour lui, la décalcification de la lamelle osseuse n'est pas tout, il y a des lésions médullaires causales, et il ne faut pas faire entrer dans l'ostéomalacie toute lésion osseuse qui s'accompagne de ramollissement.

Il semble bien en effet qu'il ne faut pas demander à l'anatomie pathologique plus qu'elle ne peut donner. L'examen histologique est loin d'être toujours suffisant pour caractériser une affection. C'est aussi l'avis de MM. Paviot et Duval : « Il ne peut venir à l'idée de rapprocher les malacies osseuses parfois très étendues des cancers épithéliaux généralisés aux os des lésions histologiques de l'ostéomalacie vraie à la phase de fragilité. »

Cependant, récemment, MM. Poncet et Leriche ont appelé l'attention sur le *rôle très important de la tuberculose*. Il y aurait aussi des ostéomalacies d'origine et de nature bacillaires. Ils rappellent que l'infection tuberculeuse du tissu osseux provoque, non seulement au niveau de l'os atteint, mais encore souvent dans les tissus sus- et sous-jacents, des lésions non spécifiques de ramollissement. Ces processus inflammatoires, dits atrophiques, au voisinage d'un foyer de tuberculose osseuse, ou à distance, que le microscope montre aspécifiques, sans granulations, sans follicules, relèvent de la tuberculose inflammatoire. Or, ces lésions, bien que tuberculisant souvent le cobaye, sont absolument identiques à celles de l'ostéomalacie essentielle.

Mais il y a plus : ils ont pu relever chez une jeune femme, tuberculeuse pulmonaire et rhumatisante, un processus malacique au début, généralisé à presque tous les os.

Y a-t-il donc vraiment une ostéomalacie tuberculeuse ? S'il est impossible à l'heure actuelle de l'affirmer catégoriquement, il est impossible aussi de le réfuter. De fait, la tuberculose s'observe souvent chez les ostéomalaciques essentiels, mais on ne voit là généralement que le résultat fâcheux des promiscuités hospitalières. Cependant il faut dire que MM. Paviot et Mouriquand avaient noté déjà la simultanité précoce des deux maladies et leur parallélisme d'évolution.

Nous-même rapportons plus loin un cas d'ostéomalacie sénile (obs. III) qui se termina par une granulie.

L'ostéomalacie d'origine parasitaire. — Pour M. Jaboulay, l'ostéomalacie doit être rangée, parmi les tumeurs des os, dans un groupe spécial, qu'exige l'extension exclusive de cette affection aux pièces du système osseux. Elle est d'origine infectieuse et produite par un groupe de myxosporidies : les sarcosporidies, qui, pour le même auteur, sont les agents pathogènes des néoplasmes, quel que soit leur siège viscéral ou osseux. L'analogie histologique entre le néoplasme et l'ostéomalacie serait établie par l'existence dans cette dernière d'un tissu semblable à celui

de l'enveloppe épithélioïde de la sarcosporidie rompue,
développée dans l'œsophage de la chèvre ou du mouton. Ce seraient là des cellules cancéreuses réparties à
la périphérie de la moelle et dans les travées osseuses.

L'origine parasitaire et la nature néoplasique de
l'affection seraient encore prouvées, par ce fait qu'on
l'observe souvent chez la chèvre et la brebis, dont
l'œsophage est souvent infecté par les sarcosporidies,
et par l'analyse chimique, qui a dévoilé quelquefois de
l'acide lactique dans les os comme dans le suc gastrique du cancer de l'estomac.

CHAPITRE III

LES GLANDES ENDOCRINES

Depuis quelques années, on a publié toute une série d'observations avec autopsie où celle-ci a montré, à côté des constatations classiques de l'ostéomalacie, des lésions diverses des glandes à sécrétion interne.

Les succès obtenus chez les malades à la suite de la castration et par le traitement à l'adrénaline firent incriminer tour à tour et exclusivement l'ovaire et les capsules surrénales. Depuis cette orientation des recherches, on a vu que l'hypophyse, le corps thyroïde et les parathyroïdes, le thymus, le pancréas et le foie jouaient aussi un rôle considérable dans le développement de la maladie.

Au point de vue expérimental, on connaît de mieux en mieux l'influence de ces glandes sur le métabolisme des éléments minéraux des os, et ainsi la pathogénie de l'ostéomalacie s'est éclairée peu à peu à la lumière de ces faits.

A côté de l'ostéomalacie d'origine infectieuse, à côté de celle qui relève d'un vice de la nutrition, il faut placer désormais — et probablement avant elles — *l'ostéomacie d'origine glandulaire, l'ostéomalacie d'origine endocrinique*. Et nous devons maintenant étudier la part qui revient à chacune de ces glandes dans la production de ce syndrome.

L'OVAIRE

Fehling, trouvant que la castration guérit l'ostéomalacie, émit l'opinion que cette dernière serait la conséquence d'un phénomène réflexe, à point de départ ovarien, et grâce auquel il se produirait une excitation persistante des vaso-dilatateurs au niveau des os avec hyperhémie passive, accumulation d'acide carbonique et décalcification.

C'était revenir à l'ancienne hypothèse de W. Ogle, en admettant que les phénomènes angio-névropathiques soient limités aux os, ce qui semble bien vraisemblable.

Cette hypothèse manque de fondement. Néanmoins, la théorie ovarienne reste debout, sinon de la façon dont l'avait exposée Fehling et à laquelle, il faut l'avouer, restent encore attachés à l'heure actuelle quelques auteurs allemands, mais du moins, parce qu'elle s'appuie sur un grand nombre de faits dont l'importance ne saurait être méconnue.

Il n'y a pas de lésions constantes de l'ovaire chez les ostéomalaciques ? — Velitz, Rozzier ont observé la dégénérescence kystique, la prolifération du tissu conjonctif et le gonflement œdémateux de tout l'organe. Bucura trouva une fois dans l'ovaire d'une malade un amas de cellules chromaffines.

Wallart a vu, dans cinq ovaires d'ostéomalaciques,

un développement assez marqué de la glande interstitielle, une prolifération importante de la thèque interne
des follicules en voie de régression avec transformation épithélioïde des cellules. Bulins relève les mêmes
modifications. Kaji, observant une épidémie d'ostéomalacie au Japon dans la province de Toyama, releva
des lésions dans tous les cas. Ogata fait les mêmes
constatations mais, partout, ce sont des *lésions extrêmement disparates ou banales*, telles que la dégénérescence hyaline des vaisseaux, qui ne peuvent nullement
expliquer la pathogénie de l'affection.

Par contre, quantité d'auteurs, ainsi que l'a bien
montré Truzzi (de Parme), n'ont rien noté au niveau
de l'ovaire.

Il faut conclure que la plupart du temps les ovaires
sont sains et qu'en tout cas les rares lésions constatées n'ont rien de constant ni de caractéristique.

La constatation de Fehling (guérison ou amélioration par castration) fut confirmée par de nombreux
auteurs tels que Winckel, Müller, Hoffa, Truzzi, Hofmeier, Schauta, Gueniot, Volkmann, Busche-Had-
denhausen, Seligman, Fochier, etc. Il est vrai qu'on
trouve aussi des cas où l'opération est restée sans
résultats (cas de Poppe, Kunz, Fehling, Latzko,
Truzzi, Lœhnlein, Schauta, Morisani, Guserow, et
presque en aussi grand nombre. Il faut donc penser
que, si la castration améliore certaines malades, elle
reste absolument sans effet sur certaines autres.

Quel est le rôle de la sécrétion interne? — On a
pensé surtout à une exagération de cette sécrétion, due

à un simple hyperfonctionnement de l'organe, puisque
anatomiquement celui-ci est rarement lésé. Aussi, a-t-
on préconisé une thérapeutique basée sur la production de substances antagonistes de l'ovaire, analogue
au traitement de la maladie de Basedow par le sérum
de mouton thyroïdectomisé.

Frænkel et Schilter eurent des résultats importants
en faisant boire à leurs malades du lait de chèvre
châtrée.

Stern rapporte l'observation d'une malade traitée
par le procédé de Frænkel et Schiller. Il eut une amélioration notable, mais non la guérison. Au bout de
trois mois, il dut faire une double ovariotomie. Alors,
la guérison fut constatée.

L'auteur avait recherché auparavant si le lait de
chèvre châtrée s'était comporté vis-à-vis du sérum de
la malade, supposée contenir une toxine ovarienne,
comme les anticorps se comportent vis-à-vis de l'anti-
gène dans les maladies infectieuses. Mais il a constaté
que ce lait, en présence du sérum de la malade, ne produisait pas le phénomène de la déviation du complé-
ment. Il s'agit donc probalement de deux mécanismes
différents.

Fack pense aussi que l'ostéomalacie est due à un
hyperfonctionnement de l'ovaire, et c'est ce qui expli-
querait, pour lui, les succès obtenus par l'adrénaline qui contrebalancerait l'hyperfonctionnement de
l'ovaire.

**Etude des échanges nutritifs après la castration
ovarienne ou sous l'influence de l'opothérapie ova-**

rienne. — Elle peut nous donner, au moins jusqu'à un certain point, la raison de cette action de l'ovaire sur l'ostéogenèse.

Les travaux de Curatulo et Tarulli conduisent à cette conclusion que l'ablation des ovaires détermine la rétention du phosphore dans l'organisme. La sécrétion interne de l'ovaire aurait ainsi pour effet d'activer l'élimination des phosphates. Cependant, les injections prolongées d'ovarine ne donnent pas d'ostéomalacie ; Curatulo et Tarulli ont été les premiers à le reconnaître. D'ailleurs, leurs expériences n'ont qu'une valeur relative : ils n'ont examiné que les urines sans tenir compte du phosphore des fèces. Les recherches de Gomes, de Prinzani, de Fehling, de Devecke sont passibles du même reproche.

Lambert, Falk et Schultz, Lutje, Neumann et Vas, en dosant l'acide phosphorique dans l'urine et les fèces des femelles châtrées, ont eu par contre des résultats négatifs.

Cependant, MM. Gayet et Bonnet, tentant de nouveau l'effet de l'ovarine, ont obtenu dans deux cas des résultats qui semblent bien montrer son action positive sur l'élimination des phosphates.

D'ailleurs, cet effet si discuté de l'ovarine sur le phosphore, s'il peut nous donner une explication plausible des résultats satisfaisants de la castration, ne nous permet nullement de conclure à l'action pathogénique des troubles ovariens dans l'ostéomalacie.

En ce qui concerne le calcium, Neumann et Vas, Senator, Papinian ont noté son élimination exagérée sous l'influence de l'opothérapie ovarienne et, d'autre part, Goldthwait, Paniter et Osgood, en étudiant les échanges nutritifs chez une jeune fille atteinte d'ostéomalacie, ont observé une importante rétention du calcium, sous l'influence de la castration.

Mac Crudden a repris la question, en étudiant également le métabolisme anormal du soufre, qu'il envisage comme lié secondairement à la perte du calcium. Dans une première expérience, faite dans le cours de la maladie, il y avait perte de chaux et rétention de soufre. L'ablation des ovaires amena aussitôt une rétention du calcium, mais le changement dans le métabolisme du soufre ne fut pas aussi rapide, et il y avait encore à ce moment une rétention de soufre, bien que moins considérable qu'avant l'opération. Ce ne fut que bien plus tard, dans une troisième expérience, que le métabolisme du soufre reprit son état d'équilibre. Pour cet auteur, la perte du calcium n'est pas toute la maladie, et c'est seulement sur elle qu'on agit par la castration, sans en atteindre la cause ultime.

De ce qui précède, il résulte que, si l'influence favorable de la castration n'est pas à nier dans certains cas, il est difficile à l'heure actuelle d'en préciser le mécanisme. Il est infiniment probable qu'elle agit *en rétablissant l'équilibre phosphoré et calcaire*, et « le fonctionnement normal ou peut-être exagéré de l'ovaire constitue sans doute une entrave de plus au maintien de cet équilibre, quand d'autres facteurs contribuent également à le rompre ».

Le rôle du testicule. — Hœnicke, qui se refuse

à admettre un rôle aux altérations ovariennes dans la pathogénie de l'ostéomalacie, apporte parmi ses objections la présence de l'ostéomalacie dans le sexe masculin. A notre avis, cet argument n'est pas irréfutable, car il est fort possible que le rôle joué par les ovaires dans l'ostéomalacie féminine soit accompli par les testicules, lorsque la même affection frappe le sexe masculin.

On connaît bien aujourd'hui l'influence du testicule sur l'ostéogenèse. Il ressort des études de Lortet, de Rollet, Pelikan, Pitard, chez l'homme et des recherches expérimentales de Lelheïm, Briau, Pirsche, que la castration dans le jeune âge amène chez le mâle la persistance prolongée du cartilage d'ossification et de l'ossification enchondrale, et par ce fait un allongement de la taille des châtrés par rapport aux témoins.

Inversement, les travaux de Dor et Maisonnave, Parhon et Marbe, Menziols ont montré que les injections de suc testiculaire amenaient un ralentissement de la croissance.

Il serait intéressant de connaître l'influence de la castration testiculaire sur le métabolisme du calcium et du phosphore, mais à ce point de vue, je n'ai trouvé aucun fait précis.

LE CORPS THYROIDE

Depuis quelques années, la constatation de l'extrême fréquence des lésions du corps thyroïde chez les ostéomalaciques, jointe à une grande abondance de faits expérimentaux du plus haut intérêt, a placé cette glande au premier rang dans la pathogénie de la maladie.

En 1911, Marinesco, Parhon et Minhéa (de Bucarest), tout en apportant trois nouvelles observations personnelles, ont rappelé la plupart des connaissances que nous possédions à ce point de vue. Nous ne saurions puiser à meilleure source.

La coexistence de syndromes thyroïdiens (goîtres, thyroïdites, maladie de Basedow) avec l'ostéomalacie est des plus fréquentes. — Hœnicke a eu le mérite d'attirer le premier l'attention sur ces rapports. Il remarqua que certaines régions où le goitre est très répandu, sont aussi des pays à ostéomalacie, par exemple l'Alsace, le Palatinat, le Hartz, la Bavière, la Saxe, la Bohême, la Croatie, l'Istrie. Par contre, l'ostéomalacie comme le goitre manquent dans l'Allemagne du Nord. Tolot et Sarvonat ont montré de leur côté que la région lyonnaise, que les travaux de Poncet et Mayet ont fait connaître comme une région goitreuse, semble être en même temps un pays à ostéomalacie, et citent à ce propos les travaux de Fochier, Mondan, Chabalier, Gayet et Bonnet, Courmont et Paviot, etc.

Hœnicke a étudié, en outre, au point de vue de l'état du corps thyroïde, trente-trois cas d'ostéomalacie à la clinique d'Hofmeier (à Würzburg) et voici ce qu'il a trouvé : presque partout des symptômes, tels que palpitations, tremblement vibratoire, qui rappellent le syndrome de Basedow, un cas de maladie de Basedow vraie, quinze cas avec goitre moyen ou petit, un cas avec thyroïdite. *Sur ces trente-trois malades, il n'y en eut que quatre qui ne présentaient aucune manifestation de la part du corps thyroïde.* Hœnicke en conclut que l'ostéomalacie est une maladie du corps thyroïde.

La coexistence du goitre et de l'ostéomalacie était d'ailleurs connue par les cas de Sénator, Finkelburg, Pommer, Poppe, Woff, Braake, Sternberg, Parhon et Minhéa, etc... Et les observations ne manquent pas non plus où l'on trouve chez le même malade ostéomalacie et maladie de Basedow (Koepen, Reckling-hausen, Moebius, Latzko, Hofmeier, Tolot et Sarvonat). Ici même on en trouvera une assez typique (obs. IV).

L'examen de la glande est donc à faire très minutieusement dans chaque cas. Il est probable qu'en faisant ainsi, ces faits iront encore en se multipliant.

Ce rapport entre l'ostéomalacie et les altérations du corps thyroïde peut s'expliquer par l'influence certaine qu'exerce cette glande sur la nutrition du tissu osseux. — On pourrait se demander si ces lésions thyroïdiennes sont la cause *immédiate* de l'ostéomalacie ou si l'une et l'autre ne sont pas fonction d'un autre facteur, tel que l'infection. Ne se pourrait-il pas aussi qu'un trouble du système nerveux se trouve en cause également dans les deux cas ? Ou bien encore les lésions thyroïdiennes ne sont-elles pas la conséquence des troubles générauxdes échanges nutritifs qui produisent l'ostéomalacie ?

A ces questions, il est moins difficile de répondre,

depuis qu'on connaît l'action du corps thyroïde sur la nutrition des os.

On sait l'arrêt ou le retard de l'ossification enchondrale qui se produit dans l'insuffisance thyroïdienne chez l'enfant, et la reprise de la croissance sous l'influence du traitement opothérapique.

Gautier (de Charolles) a montré l'influence salutaire exercée par le même traitement sur la guérison des fractures sans tendances à la consolidation. Il cite dans son livre 32 résultats positifs sur 37 cas. Et ce fait a été confirmé par de nombreux auteurs (Reclus, Quénu, Poirier, Chapelier, etc.).

L'influence du corps thyroïde sur les échanges nutritifs et en particulier sur le métabolisme du calcium démontre son action sur le système osseux. — Scholtz a étudié l'action du corps thyroïde chez un homme sain et chez un basedowien. Chez les deux, le chlore urinaire augmente dans la même proportion, le phosphore urinaire n'est pas influencé, mais *le phosphore des fèces augmente de 25 pour 100 chez l'individu sain*, et *chez le basedowien* cette augmentation devient énorme puisque *le phosphore des fèces décuple*. Il est probable que cette perte considérable de phosphore trouvée par Scholtz a des rapports avec le ramollissement osseux. Ross a trouvé aussi une élimination exagérée du chlore, de l'azote et du phosphore urinaires sous l'influence du corps thyroïde chez un goitreux. Par contre, on a vu la thyroïdectomie amener chez le chien une diminution de phosphore due sans doute à sa rétention, ou peut-être à son absence d'absorption, ce qui sembleraient confirmer, dans ce dernier cas, l'arrêt de la croissance et la torpeur intellectuelle du myxoédème et du crétinisme (Tolot et Sarvonat).

L'influence du corps thyroïde sur le métabolisme du calcium n'est pas moins intéressante. Parhon et Papinian, se basant sur les faits que nous venons de rapporter (action de la glande sur la croissance, sur la guérison des fractures avec retard de consolidation, tendance fréquente aux hémorragies dans l'insuffisance thyroïdienne), ont soutenu que le corps thyroïde a un rôle important dans l'assimilation du calcium.

En ce qui concerne les recherches portant directement sur les échanges nutritifs, Haushalter et Guérin ont constaté que les enfants myxœdémateux perdent une forte quantité de calcium par l'urine. Moraczewski, dans un cas d'acromégalie, a trouvé une rétention de calcium sous l'influence du traitement thyroïdien. Schiff, dans ses recherches concernant l'action du corps thyroïde sur les échanges nutritifs, a observé par contre une perte de calcium, fait observé aussi par Sinbuber et Nissipesco, tandis que Silvestri et Tosatti ont trouvé une rétention du calcium sous l'influence d'un traitement à petites doses.

Ces résultats contradictoires font penser *qu'il y a là une question de dose*. Pour le maintien normal du métabolisme un certain *optimum quantitatif de secrétion thyroïdienne serait nécessaire*, au-dessous et au-dessus duquel le métabolisme du calcium serait en défaut. Ainsi il serait facile de concevoir la possibilité d'un syndrome ostéomalacique à la fois dans l'insuffisance thyroïdienne et dans l'hyperthyroïdisme.

Cependant Parhon, reprenant cette question (*Soc. Biologie*, mars 1912), tout en déterminant par le traitement thyroïdien une perte des plus nettes du calcium des tissus, a vu cette perte marcher de pair avec la dose de thyroïde administrée. Plus récemment encore, Sarvonat et Roubier ont déterminé chez un chien, par ingestion de substance thyroïdienne (thyroïdine Fournier dans un cas, exothyroïdine Byla dans un deuxième), une augmentation de la chaux du sang, tout à fait comparable à celle qu'on voit dans l'ostéomalacie.

Il y a donc de fortes présomptions pour penser que toute viciation — quelle qu'elle soit, en plus ou en moins — de l'équilibre sécrétoire thyroïdien, se répercute presque fatalement sur l'équilibre du calcium, en déréglant — par un mécanisme intime, encore obscur — cet excellent régulateur du débit de la chaux qui est précisément le squelette.

LES PARATHYROIDES

Les parathyroïdes ont été incriminées parce qu'elles interviennent aussi dans la nutrition du tissu osseux. — C'est ainsi que Léopold et Reuss ont observé un arrêt de développement chez un jeune rat parathyroïdectomisé. Morel a retardé notablement la consolidation de certaines fractures par la parathyroïdectomie. Nous rappellerons ici que Erdheim a noté des altérations dentaires importantes chez les jeunes rats parathyroïdectomisés et que des altérations dentaires tout à fait semblables ont été vues par Weichselbaum et Escherich chez des enfants rachitiques, ce qui soulève le problème de la nature parathyroïdienne du rachitisme. La malade de l'observation I de Marinesco, Parhon et Minhéa, présente les mêmes lésions très accusées.

Mais l'influence des parathyroïdes sur le métabolisme du calcium est encore des plus obscures. — Cette influence supposée par Parhon et Goldstein, a été affirmée par Mac Callum et Woegtelin. Ils ont observé que les sels de chaux possédaient une action sédative sur les phénomènes convulsifs des animaux thyro-parathyroïdectomisés, et en outre ils ont trouvé que le sang et le système nerveux de ces animaux était plus pauvre en calcium que celui des témoins.

Pourtant les recherches de Parhon, Dimitresco et Nissipesco n'ont pu confirmer ces résultats. Ces auteurs trouvent encore que les animaux parathyroïdectomisés perdent la chaux en quantité plus grande que les témoins. Mais Léopold et Reuss ont vu dans un cas analogue une rétention de chaux. De plus, en analysant les os de jeunes rats parathyroïdectomisés, ils les ont trouvés plus pauvres en chaux que ceux des témoins. Chez les adultes, c'est le contraire.

Ces faits semblent bien plaider pour l'existence à peu près certaine d'une influence des parathyroïdes sur la nutrition du tissu osseux. Mais, nous le répétons, s'il est permis de supposer qu'elle s'exerce par son action sur le métabolisme du calcium, il faut avouer que nous n'avons actuellement, à ce point de vue, que des résultats assez peu concluants.

L'HYPOPHYSE

Certains phénomènes de l'ostéomalacie pourraient bien avoir quelques rapports avec l'hypophyse. Bab a amélioré une malade en la traitant par la pituitrine.

Que, dans certains cas, cette glande influe sur le tissu osseux, cela n'est pas douteux. Les relations avec l'acromégalie et le gigantisme sont suffisantes pour le démontrer en ce qui concerne l'ostéogenèse. Mais les recherches expérimentales, bien qu'elles ne soient pas toujours concordantes, parlent de même.

Caselli, Fischera, Aschner ont pu observer un arrêt ou un ralentissement de la croissance à la suite de l'extirpation de l'hypophyse, et Lewandowski par l'administration de suc hypophysaire. Ascoli et Legnani obtenaient le résultat opposé par l'hypophysectomie. Massay a observé des déformations osseuses chez les jeunes chiens traités par un sérum hypophysotoxique.

Mais surtout Hallion et Alquier ont un résultat décisif en obtenant chez deux lapins une véritable ostéomalacie *par ingestion pendant deux ans de poudre totale d'hypophyse.* L'autopsie leur démontra des lésions du corps thyroïde, et il faut se demander si ce n'est pas *par leur intermédiaire* que la décalcification du squelette fut obtenue.

D'autres recherches ont montré l'influence de l'hypophyse sur le métabolisme du calcium et du phosphore. Elle est réelle et peut nous expliquer l'action de la glande sur le tissu osseux.

Malheureusement, là encore, les résultats ne concordent guère et il est difficile de les coordonner. C'est ainsi que Narboutte, après l'extirpation de l'hypophyse, trouve une perte exagérée du phosphore. Moraczewski observa sa rétention sous l'influence de l'opothérapie hypophysaire. Malcolm arrive au même résultat avec la portion glandulaire de l'hypophyse; avec le lobe nerveux il note une élimination exagérée de phosphore, suivie d'une phase de rétention. Par contre, Schiff, ainsi que Thompson et Johnston, trouveront l'élimination du phosphore exagérée sous l'influence de l'opothérapie.

Pour ce qui est du calcium, Moraczewski observe, comme pour le phosphore; une rétention par l'opothérapie, tandis que Malcolm le voit au contraire s'éliminer d'une façon exagérée. L'extrait glandulaire aurait pour le même auteur la même action sur le magnésium.

Moché a noté, chez des animaux traités par le suc hypophysaire, une déperdition assez forte du phosphore et du calcium aux dépens du tissu osseux.

Donc, action certaine de l'hypophyse sur le tissu osseux et les échanges minéraux, mais *faits assez disparates n'autorisant aucune conclusion*. Seule, l'expérience d'Hallion et Alquier est à retenir. Nous y reviendrons.

THYMUS

L'existence d'un syndrome ostéomalacique chez l'enfant, les rapports qu'il présente avec le rachitisme,

nous amènent à parler du rôle du thymus. Il a été
étudié au seul point de vue expérimental.

Tarrelli et Lo Monaco, Ghika, Basch, Lucien et
Parisot, Vogt ont noté un retard de développement
chez les animaux éthymisés et même, chez certains
d'entre eux, un état ostéporotique avec lenteurs de
consolidation des fractures pratiquées expérimentalement. Au point de vue de la croissance, les résultats
sont contredits par ceux de Langerhans et Saveliew
ainsi que par ceux de Carbone.

Inversement Charrin et Ostrowski, en donnant 3 à
4 grammes de thymus pendant un mois ont observé
dans un cas des déformations costales « analogues à
celles signalées par Bouchard, chez les jeunes filles,
au moment où le thymus termine sa résorption ».

D'après Basch, l'extirpation du thymus détermine
une perte exagérée de chaux, perte empêchée par la
greffe péritonéale de cet organe. Il faut ajouter que
Sinhuber, reprenant cette expérience, n'a pas confirmé
ce résultat.

Klose soutient de nouveau, en 1910, que l'ablation
du thymus a une influence très sensible sur la déminéralisation de l'organisme. Il a constaté chez un
individu thymectomisé, une augmentation de poids du
corps (stade adipeux) suivie d'un amaigrissement
avec cachexie thymiprive et affaiblissement des facul-
tés intellectuelles (idiotie thymiprive). Puis survient
une fragilité et une flexibilité anormale des os. Tout
l'organisme thymectomisé, étant pauvre en calcaire, le
squelette en formation ne trouve plus la quantité qui
lui est nécessaire (rachitisme), l'organisme adulte se

déminéralise d'une façon exagérée (ostéomalacie et ostéoporose).

Le thymus serait, par conséquent, l'organe régulateur de la nutrition cellulaire et, d'après l'auteur, son défaut d'action ne peut être compensé que par la rate.

LE PANCRÉAS

On peut penser au pancréas, que beaucoup de physiologistes donnent à certains points de vue comme antagoniste du corps thyroïde et qui, d'après Falta, exercerait une action protectrice sur le phosphore de l'organisme. Mais, à part cette hypothèse, je n'ai trouvé aucun fait pouvant démontrer qu'il exerce un rôle quelconque sur l'ostéomalacie.

S'il est possible qu'il soit pour quelque chose dans la genèse de certains cas observés chez les hyperglycémiques, il ne peut s'agir que d'une influence bien indirecte.

LE FOIE

M. Doyon a observé le premier un cas d'ostéomalacie chez une chienne, dont le cholédoque avait été réséqué et dont la fistule biliaire s'infecta. L'animal mourut dix mois après l'opération en présentant des signes nets d'ostéomalacie. L'autopsie fut confirmative.

A son tour, Powlow signala, en 1905, un ramollissement très accentué des côtes, des vertèbres, du bassin et du crâne, chez des chiens porteurs de fistules biliaires. Les membres étaient respectés.

Ces faits furent confirmés par Looser, par Lenormand, par les deux observations similaires de Seider chez l'homme.

Cela conduit à penser que les lésions du foie, par leur retentissement sur la nutrition générale, pourraient bien jouer un rôle dans le développement de la maladie, et il est possible qu'à l'ostéomalacie d'origine thyroïdienne ovarienne... il faille ajouter l'ostéomalacie biliaire.

LES CAPSULES SURRÉNALES

Action thérapeutique de l'adrénaline sur l'ostéomalacie. — Elle fut annoncée pour la première fois, en 1907, par Bossi (de Gênes). Depuis, un certain nombre de cas (environ une trentaine) ont été publiés à l'étranger, qui confirment les résultats de Bossi, ou, au contraire, et presque en aussi grand nombre, relatent un échec de la méthode.

Parmi les faits de guérison ou d'amélioration, on a de nouvelles observations de Bossi, Tanturri, Reinhardt, Mangiagalli, Soldi, Stefano Rebaudi, Arcangeli, Merletti et Angeli, Roccini, Gotteli, Gregorio (trois cas), Englænder (cinq cas), Léon Bernard, Novak (trois cas).

Par contre, accusant un insuccès, les cas de von Vélitz, Engelmann, Lovrich, Kubinyi (deux cas), Baumm, Puppel (deux cas), Neu, Mangiagalli (deux cas), Arcangeli, Ferroni, Stocker, Novak (deux cas).

Tous ces cas ne sont nullement comparables entre eux, ni par la forme traitée, ni par le mode d'administration du médicament, ni par la durée et la manière générale dont on a conduit le traitement. Rien de tout cela n'autorise la confrontation des faits et un jugement sur la question.

L'influence salutaire du même moyen thérapeutique contre le rachitisme, syndrome dont on connaît les affinités avec l'ostéomalacie, constitue un autre fait en faveur de l'intervention des capsules surrénales dans la nutrition du tissu osseux. Carnot et Slavu ont trouvé récemment que le traitement par l'adrénaline accélère la guérison des fractures expérimentales. D'après Biasotti, elle favoriserait l'ostéogenèse. Cependant Sitsen a vu, au contraire, les animaux adrénalisés présenter un développement squelettique moins parfait que les témoins.

S'agit-il ici d'insuffisance surrénale? — Le fait que l'emploi de l'adrénaline a parfois été suivi d'heureux effets curatifs conduit naturellement à se demander si l'ablation des capsules surrénales est capable d'engendrer l'ostéomalacie. Certains symptômes, tels que l'asthénie musculaire, cadreraient bien en effet avec la notion de l'insuffisance surrénale et il est permis de supposer *que l'action de l'adrénaline est de nature opothérapique* et agit comme produit vicariant contre l'ostéomalacie, conséquence d'insuffisance surrénale.

Bossi a expérimenté sur les brebis dont on a extirpé une capsule : en quinze jours il y avait raréfaction des os visible sur des radiographies. Bossi affirmait même que cette ostéoporose ne se déclarait que dans les os du côté privé de surrénale !

Les données expérimentales de Bossi, en petit nombre, et surtout fondées, non sur des résultats anatomiques ou sur des faits chimiques précis provoquant
la décalcification, mais sur des examens radiographiques (où chacun sait le rôle joué par la question
d'interprétation) ces données, disons-nous, sont loin
d'être probantes et, comme il fallait s'y attendre, elles
n'ont pu être confirmées ni par Solda, ni par Novak,
ni par Cristofoletti, ni par Silvestre et Tosatti. Ces
derniers ont seulement noté une influence certaine de
la capsulectomie unilatérale sur l'évolution de la grossesse. Sur les douze femelles gravides opérées, neuf ont
avorté sept jours au minimum après l'opération (ce
qui semble éliminer l'action du traumatisme) et chez
deux, il semble y avoir eu résorption fœtale, car on
n'a pu constater d'avortement externe.

Si l'ostéomalacie relevait d'une insuffisance surrénale, on l'aurait retrouvée quelquefois — au moins
dans sa forme fruste — dans l'étude si approfondie à
l'heure actuelle de ce syndrome. Or, on n'y a jamais, à
ma connaissance, signalé de lésions osseuses, et réciproquement, c'est en vain que j'ai recherché dans les
observations d'ostéomalacie des phénomènes vraiment
démonstratifs d'insuffisance surrénale, bien connus
depuis les travaux de Sergent et de Bernard.

Ce dernier auteur fait observer que, si l'adrénaline
agit par une propriété d'ordre opothérapique, elle doit
pouvoir être remplacée par l'extrait surrénal. Or,
celui-ci s'est montré inactif (Meck).

Pour certains auteurs, l'adrénaline n'agit sur le processus ostéomalacique que par l'intermédiaire de l'ovaire. — Cette autre hypothèse invoquant encore la valeur opothérapique de l'adrénaline et s'appuyant sur la théorie qui attribue l'ostéomalacie à une suractivité ovarienne, fait intervenir les relations fonctionnelles unissant les surrénales et l'ovaire.

Or, nous avons vu que le rôle de cette dernière glande est loin d'être précisé, et d'autre part ses relations avec les surrénales restent à l'heure actuelle des plus obscures.

Les seuls fondements de l'hypothèse précitée sont donc déjà discutables. Cependant elle permet de mettre en lumière quelques faits intéressants.

Rossi, qui l'a soutenue le premier, prétendait que l'ablation des surrénales entraînait des lésions de l'ovaire. Parhon et Goldstein au contraire, ont montré leur intégrité.

Par contre, la suppression des fonctions ovariennes entraîne la suractivité des fonctions surrénales, comme le prouvent les phénomènes d'hyperépinéphrie après castration, obtenus par Cecca, Marassini et Theodossiew.

Faut-il voir dans ce fait un certain antagonisme entre les deux glandes ou, au contraire, une synergie vicariante? Dans ce dernier cas, on ne comprendrait guère l'action de l'adrénaline, puisque c'est la castration qui guérit l'ostéomalacie (Léon Bernard). Il n'est pas permis de conclure actuellement.

**L'influence de l'adrénaline sur l'ostéomalacie
ne peut s'expliquer par son action sur le métabolisme du calcium.** — On pouvait penser avec Stolz-
ner que l'adrénaline pouvait agir à la faveur d'une
propriété générale de cette substance de retenir la
chaux dans l'organisme. Elle favoriserait le dépôt
calcique dans certains tissus ; c'est pour cette raison,
qu'introduite dans les voies circulatoires, elle provo-
querait l'athérome aortique.

En réalité, il semble bien qu'ici, « le dépôt calcique
n'est qu'une conséquence locale de la lésion dégénéra-
tive artérielle déterminée par l'adrénaline » et non le
fait primitif. D'ailleurs, d'autres agents provoquent
l'athérome et non l'ostémalacie.

La question a été abordée expérimentalement.
Quest a constaté, par l'étude des échanges de l'azote et
de la chaux chez trois chiens adrénalinisés, que l'adrénaline n'entraîne pas la rétention calcique. Fritsch a
montré qu'elle était nettement décalcifiante, et ses
expériences concernant son action associée au chlorure
de calcium, suivies de celles d'Etienne et Dauplais et
des nôtres, aboutissent à la même conclusion.

Cristofolletti a essayé de rechercher la valeur thérapeutique de l'adrénaline chez les ostéomalaciques en
étudiant les échanges minéraux de la chaux, du magnésium et du phosphore avant, pendant et après l'action
du médicament. Chez la femme ostéomalacique gra-
vide, il a vu son action se manifester par une augmentation de l'élimination de la chaux et du phosphore.
Dans la période suivante, le bilan de la chaux n'est
pas modifié, mais celui du phosphore indique une fixa-

tion. Le traitement par l'adrénaline n'a donc aucune action sur les échanges de la chaux dans le sens de la rétention, elle ne peut à ce point de vue être considérée comme un moyen de guérison. Cependant il faudrait encore étudier son action sur la chaux mobile véhiculée par le sang.

Il faut avouer que la question reste singulièrement mystérieuse et troublante. Ce qui est certain, c'est que, dans un grand nombre de cas, l'adrénaline est capable d'arrêter les progrès de l'ostéomalacie. Mais ce qui ne l'est pas moins, c'est que *cette influence curatrice ne peut être mise sur le compte d'une action directe sur le calcium*, puisque l'adrénaline s'est montrée un produit décalcifiant au point de vue expérimental et qu'il a été prouvé que l'élimination de la chaux n'est pas du tout influencée par elle chez les malades.

Agirait-elle sur une autre sécrétion glandulaire interne, comme elle agit sur les vaisseaux et la circulation, *pour la diminuer*, voire pour la contrarier? C'est possible. En tout cas, il n'est pas prouvé que, si les choses se passent ainsi, la sécrétion interne en question soit celle de l'ovaire. Il me semble même *qu'à ce point de vue, il serait plus rationnel de penser qu'il s'agit de la sécrétion interne du corps thyroïde.*

Et d'ailleurs, cette action de l'adrénaline est-elle constante? Nous avons vu qu'on ne pouvait l'affirmer. Certes, la méthode considérée jusqu'ici comme la plus efficace, la castration ovarienne, s'est montrée, elle aussi, inconstante, comme a *priori* il était permis de

le supposer, ne fût-ce que par l'examen de certains
ovaires complètement atrophiés et scléreux de vieilles
femmes ostéomalaciques.

L'irrégularité de ces résultats thérapeutiques,
comme aussi la difficulté qu'on rencontre à expliquer
l'action empêchante de l'adrénaline sur l'ostéomalacie,
prouvent que le problème est plus complexe qu'on a
paru le considérer tout d'abord ; que les glandes à
sécrétion interne et les capsules surrénales en particulier, dont le rôle est indéniable, n'agissent probablement sur la décalcification osseuse *qu'indirectement*,
en agissant peut-être et d'abord les unes sur les autres
et secondairement seulement sur le tissu osseux. Il
est probable que c'est ne voir qu'un petit côté du problème que d'incriminer une seule de ces glandes.

A l'appui de cette idée, je placerai ici une observation personnelle d'ostéomalacie sénile, que je crois
aussi complète que possible au point de vue anatomo-
pathologique, et qui montre bien que, si l'on se donne
la peine de chercher avec soin sous le microscope, on
se rend compte qu'à côté de grosses lésions rencontrées dans une des glandes, il existe *dans presque
toutes les autres* des signes d'hyperactivité plus ou
moins intense prouvant à quel point, sur le processus
ostéomalacique, elles sont *toutes solidaires entre elles*.
Il est probable qu'en s'aidant d'examens histologiques
plus minutieux, on serait amené, pour la grande
majorité des cas d'origine glandulaire, aux mêmes
constatations.

Observation I (personnelle).

Clémence L..., soixante-seize ans, pensionnaire de l'hospice Debrousse, ancienne garde-malade, rentre dans le service le 1er septembre 1912.

Son père est mort d'affection inconnue, sa mère à quatre-vingt-quatre ans.

Personnellement, bonne santé habituelle. Elle a été mariée et a eu *huit enfants*. Trois d'entre eux sont morts en nourrice, trois autres, aux alentours de la trentaine, d'affections diverses. Il en reste deux qui se portent bien.

Elle se souvient avoir eu des coliques hépatiques et, en même temps, une attaque de glaucome. Elle aurait eu un ictus il y a environ six mois ; c'est depuis cette époque qu'elle ne pourrait plus marcher.

A trois reprises, elle a pris des crises de suffocation à un mois d'intervalle.

En mars 1912, elle *s'est fracturée le bras gauche* au niveau du col huméral, sous l'influence d'un choc insignifiant. Il n'y eut pas de consolidation vraie, malgré le traitement approprié.

A l'examen, on note une cyphose considérable portant sur la colonne thoracique et lombaire. Thorax très déformé plongeant dans l'abdomen.

La douleur est facilement provoquée au niveau des articulations chondro-costales, des trochanters, dans les mouvements d'abduction et d'adduction des membres, à la pression du crâne.

Au cœur : Pointe dans le Ve espace. Eclat du deuxième bruit au foyer aortique. Pas de souffle.

Aux poumons : Respiration emphysémateuse généralisée.

L'abdomen est bombé, douloureux. Il est impossible de se rendre compte du volume du foie et de la rate.

Système nerveux : Les réflexes ne sont pas exagérés. Pas de troubles de la sensibilité. Pas de Babinsky. Nulle part on ne constate d'hémiplégie ancienne. Aucun trouble de l'intelligence. Pas de rire ou pleurer spasmodiques. Pas de troubles de la mémoire. Pas de gâtisme.

Urines : Ni sucre, ni albumine dans les urines.

Réaction acide. Urée, 13 gr. 50 par litre; P^2O^t, 1 gr 89 pour 1.000; NaCl, 5 gr. 80.

9 octobre. — Elle a pris un nouvel accès de suffocation semblable aux précédents. Puis elle s'est remise, lorsque brusquement, à 3 heures du matin, sans autres phénomènes, elle a perdu connaissance et est tombée dans le coma complet.

Résolution des quatre membres avec contracture du membre inférieur droit. Malade penchée du côté gauche.

Respiration un peu stertoreuse. Il ne semble pas qu'il y ait de paralysie de la face. Pas de déviation de l'œil persistante. Mâchoires serrées et contracturées. Cyanose des lèvres, refroidissement des extrémités.

Cœur irrégulier, avec quelques faux pas. Pouls petit à 88.

La malade meurt dans la nuit.

Autopsie. — Cadavre bien conservé. Cyphose très accentuée.

La section des côtes se fait très facilement. Elles se plient et se courbent à la simple pression. Leur section montre la cavité de l'os remplie par une moelle gélatiniforme, occupant des trabécules osseuses très nombreuses avec raréfaction du tissu osseux à la périphérie qui est très mince.

On examine *la diaphyse humérale gauche* où la malade a présenté une fracture. Il y a à ce niveau un col peu volumineux, mais friable, et où le couteau pénètre facilement. La section de la diaphyse humérale montre deux parties inégales : l'une où l'os semble en prolifération et une autre, au contraire, où il n'existe qu'une mince lame osseuse à la périphérie entourant une cavité assez large remplie de moelle gélatineuse, rose et d'aspect gras.

La fosse iliaque montre une crête dans laquelle le bistouri pénètre sans difficulté et dont on peut facilement sectionner un fragment osseux, sans s'aider d'un autre instrument. A la section, on voit une lame externe très mince et, entre les deux tables, des trabécules osseuses nombreuses remplies, comme au niveau des côtes, d'une moelle gélatiniforme rougeâtre. Il y a donc sur tous ces cas un processus ostéomalacique indéniable.

Après ouverture du thorax, on note :

Poumon gauche (470 gr.) : Très congestionné.

A la coupe, parenchyme rouge sanguin, d'où la pression fait sourdre un sang noir. Il n'y a ni infarctus, ni bronchopneumonie, ni trace de tuberculose.

Poumon droit (450 gr.) : Moins congestif.

Pas de trace de bacillose. Emphysème du lobe inférieur.

Cœur : Gros, à pointe très arrondie (410 gr.).

Petite plaque de péricardite sèche sur la face antérieure du ventricule gauche. Cavités cardiaques remplies de caillots noirs non adhérents. A l'épreuve de l'eau, pas d'insuffisance aortique, légère insuffisance mitrale, avec léger rétrécissement du même orifice qui n'admet que deux doigts.

La grande valve mitrale est très sclérosée, surtout dans sa moitié supérieure. Tout le bord de l'orifice mitral est épaissi, sclérosé.

Le ventricule gauche a une paroi de 2 centimètres d'épaisseur. Coronaires très scléreuses, sans plaques. Les valvules aortiques sont souples, mais l'aorte, immédiatement au-dessus, apparaît presque criblée de petites taches blanchâtres, irrégulières, presque confluentes au niveau de la crosse, et de plaques athéromateuses le long de l'aorte thoracique et abdominale.

A l'embouchure des gros vaisseaux, l'une d'elles s'est ouverte et laisse voir à la surface une bouillie gélatineuse. A la partie terminale de l'aorte, au-dessus de sa division, une plaque noirâtre, avec une bouillie athéromateuse formant un petit caillot attaché par un simple pédicule à la paroi, prêt à se détacher.

Foie (85o gr.): Plutôt mou, un peu gras, normal à la coupe. La vésicule est complètement atrophiée, à paroi épaissie, sans calculs.

Rate (17o gr.) : Scléreuse, dure à la coupe, assez congestionnée. L'artère splénique présente un degré d'athérome comme nous n'en avions jamais rencontré dans aucune autopsie. Les parois, complètement calcaires, dessinent sur son trajet une série de courbures très prononcées.

Rein gauche : Petit, atrophique, pâle (12o gr.). Quelques kystes à la surface. A la coupe, substance corticale atrophiée. Adhérences nombreuses de la capsule.

Rein droit : Un peu plus gros (15o gr.). Même état qu'à gauche.

Capsules surrénales : Très volumineuses, 12 grammes à gauche, 10 grammes à droite, dures, très scléreuses. A la coupe, épaisseur double au moins d'une surrénale ordinaire. La gauche présente en son centre un noyau gros comme une gobille, qui est probablement un adénome.

Pancréas, intestins, estomac : Normaux. Les artères mésentériques ne sont pas très athéromateuses.

Ovaires : Très scléreux. Utérus normal.

Thyroïde : Normale.

A l'ouverture du crâne : celui-ci apparaît beaucoup plus dur que normalement. Parois très épaissies. Dure-mère très adhérente. Il a été difficile de séparer le cerveau de la paroi osseuse.

Au cerveau : rien de spécial à la corticalité, sauf un athérome prononcé du tronc basilaire et de toutes les artères cérébrales.

Rien au bulbe, ni au cervelet, ni à la moelle.

A la coupe de l'hémisphère gauche, il y a un foyer de ramollissement ocreux, déjà ancien, situé exactement au niveau de la partie inférieure du noyau lenticulaire et ne le dépassant pas, de couleur ocre, indiquant un ramollissement déjà ancien. Au centre de ce foyer, se dresse une toute petite artériolle athéromateuse, très dure, semblant un véritable corps étranger.

Le reste du cerveau est normal.

Rien de spécial à l'hémisphère droit.

EXAMEN HISTOLOGIQUE (MM. Bonnamour et Savy).

Os : Lésions assez considérables. On note tout d'abord une *reviviscence médullaire évidente.* Bien que la graisse persiste encore à l'état de vésicules adipeuses disséminées dans les espaces médullaires, on voit que les éléments cellulaires sont très nombreux et, parmi les myélocytes, il y a relativement beaucoup d'éosinophiles. En outre, les *lamelles osseuses* ont subi sur leur pourtour un certain degré de décalcification et présentent quelques irrégularités analogues aux lacunes de Howship.

Moelle : L'examen, fait soit sur des frottis de substance médullaire, soit après des coupes à la paraffine d'un cylindre médullaire, montre la diminution évidente des éléments cellulaires, la persistance des vésicules graisseuses, peut-être même plus abondantes qu'à l'ordinaire.

Les éléments sont groupés en amas dans lesquels se voient quelques globules rouges à noyaux, quelques mégakaryocytes, de rares polynucléaires, d'assez nombreux myélocytes, mais surtout la prédominance d'éléments à petits noyaux arrondis, colorés en bleu par l'hématéine et entourés d'une mince couche de protoplasma non granuleux, ressemblant à des lymphocytes. Il semble donc qu'il y ait ici une réaction lymphoïde assez nette.

Ovaires : Scléreux, mais sans lésions. On n'y trouve plus de follicules, sauf un petit kyste vers le hile et, au centre, un *corpus albicans,* reste d'un ancien corps jaune.

Hypophyse : Grand nombre de cellules éosinophyles. Pas d'hyperplasie du tissu conjonctif. Dilatation des vaisseaux, surtout dans le lobe nerveux. Cellules cyanophyles très abondantes, avec vacuoles dans plusieurs, et on peut noter la présence de véritables vésicules remplies de matière col-

loïde, semblables à des vésicules thyroïdiennes. Hyperactivité nette de l'ensemble de la glande.

Thyroïde : Hyperplasie du tissu conjonctif, nodules de
dimensions très variables, les uns conservant encore des
vésicules de dimensions ordinaires, mais la plupart sont
atrophiés, vésicules réduites à leurs cellules sans matière
colloïde et, par place, on trouve de véritables petits nodules
inflammatoires, constitués par des amas de petites cellules.
Dans certains follicules, on observe une masse homogène
parsemée de quelques noyaux s'étendant dans les espaces
interfolliculaires. Cette substance est rose et de la même
coloration que la matière colloïde contenue dans les autres
vésicules.

Parathyroïdes : Vaisseaux très épaissis au hile et dilatés
à la partie centrale. Activité générale de tous les éléments.
Grande quantité de grains pigmentaires qui se répand dans
toute l'étendue de l'organe, surtout en dehors des follicules
et jusque dans les trabécules fibreuses et les parois vascu-
laires. Grande dilatation des vaisseaux capillaires.

Surrénales : La surrénale droite n'a pas d'hyperplasie
du tissu conjonctif. Etat vacuolaire très marqué de la zone
glomérulaire et de la zone fasciculée. La zone réticulée est,
au contraire, compacte, formée de cellules très serrées
contenant de nombreux grains noirs. Les noyaux dans la
zone corticale, présentent des variations de forme considérable, la plupart arrondis, mais beaucoup d'autres présentant des échancrures sur leur contour, qui les transforment
en triangles, etc.

La substance médullaire semble peu altérée.

La surrénale gauche est plus altérée que la droite. La
couche glomérulaire et la couche réticulaire sont extrêmement vacuolaires. Les noyaux sont presque tous déformés.
La zone réticulée est, elle, complètement bouleversée. On
y note une dilatation considérable de certains vaisseaux,
un état vacuolaire très marqué avec noyaux en voie d'atrophie. Ailleurs, l'état homogène des cellules persiste avec

de nombreux grains de pigment noirs. On constate aussi l'existence de grosses cellules à noyaux géants, arrondis, contenant, dans son intérieur, une vésicule qui l'occupe quelquefois presque tout entier. Enfin, par places, également au milieu de la substance réticulée, des noyaux inflammatoires constitués par des amas de cellules rondes.

Les quelques parties de substance médullaire qu'on aperçoit ne semblent pas altérées.

Les capsules surrénales sont donc évidemment malades, et plus à gauche qu'à droite.

Rate : Normale.

On peut résumer ainsi les résultats de ces examens anatomo-pathologiques, intéressants au plus haut point.

Reviviscence médullaire évidente : réaction lymphoïde marquée, présence d'éléments cellulaires regardés comme manifestant, sinon un état infectieux indiscutable, du moins un état inflammatoire des plus nets.

Ovaires indemnes. Par contre *hyperactivité générale de toutes les glandes à sécrétion interne*, surtout l'hypophyse et les parathyroïdes. Capsules surrénales très lésées.

Ainsi donc, dans l'autopsie d'une ostéomalacique, il ne faut pas se contenter de prélever les seules glandes endocrines qui, macroscopiquement, semblent lésées. *Il faut les recueillir toutes* et les examiner au microscope.

Car, pour reprendre ce que nous disions plus haut, nous ne pensons pas que le rôle pathologique prédo-

minant, joué en apparence par une d'entre elles, per-
mette de tenir pour négligeable l'action de ses con-
génères. Toutes doivent, dans une certaine mesure,
participer au processus malacique, à la suite d'une
sorte de *rupture généralisée de l'équilibre endocrinique*.

Si nous voulions pousser plus loin cette idée, il
serait rationnel de chercher la cause intime de cette
rupture, et peut-être retrouverions-nous là, à côté de
l'influence du système nerveux délaissant son rôle de
coordination, l'élément infectieux initial. C'est
cette idée qui nous a conduit à réaliser chez le lapin
une infection lente des glandes endocrines en injectant
dans leur intérieur, après laparotomie, quelques gouttes
de bacille tuberculeux homogène. Nous n'avons pas
encore obtenu des résultats suffisants pour pouvoir
être publiés ici.

Mais, sans dépasser les limites encore imposées par
la constatation des faits, ce qu'on peut dire déjà, c'est
*qu'il n'est plus possible de considérer l'ostéomalacie
comme une entité morbide*, relevant d'une cause uni-
que et constante. La diversité des facteurs pathogé-
niques nous est prouvée par la diversité des moyens
thérapeutiques efficaces qu'on peut y opposer et par
l'impossibilité où l'on se trouve actuellement d'expliquer la nature de la maladie en ne considérant isolément qu'un seul de ces facteurs.

DEUXIÈME PARTIE

L'OSTÉOMALACIE SYNDROME DE DÉCALCIFICATION
OSSEUSE

Dans la première partie de ce travail, j'ai envisagé les différentes hypothèses qui ont cherché à expliquer la cause première de l'ostéomalacie. Or, malgré le grand nombre des faits présentés, on a pu se rendre compte qu'il n'était pas toujours possible de les coordonner tous, et qu'il serait encore prématuré à l'heure actuelle de vouloir en tirer des conclusions absolument précises, au moins pour un grand nombre.

Mais si maintenant nous n'envisageons qu'une cause seconde, la décalcification, c'est que *celle-là du moins peut être étayée sur des faits précis, sur des épreuves véritablement mathématiques*, contrairement à la cause première, qui, nous le répétons, n'est encore accessible qu'aux hypothèses.

La décalcification osseuse est le résultat le plus évident, le moins contestable de l'ostéomalacie : c'est elle qui amène aux os leur ramollissement, leur malléabilité, leur forme pathologique. Si, comme nous le verrons plus loin, les autres sels peuvent jouer leur rôle dans la maladie, c'est néanmoins à la chaux qu'est réservée l'action prééminente dans le métabolisme vicié de cette affection.

Du reste, l'on peut dire avec Marquis que c'est par l'étude des causes secondes et particulièrement de la décalcification que l'on arrivera à la connaissance de la cause première et seulement soupçonnée de l'ostéomalacie. Nous n'en voulons pour preuve que la nouvelle orientation des recherches qui se poursuivent depuis une dizaine d'années. A la période anatomique, qui n'a pu et ne pouvait d'ailleurs résoudre la question du mécanisme et de l'origine de l'affection, a succédé *la période des recherches physiologiques et chimiques*. Nulle maladie, au même titre que l'ostéomalacie, ne gagnera plus à être rapprochée du laboratoire.

Ce sont ces documents récents que j'ai voulu rassembler, car c'est seulement par eux qu'on arrivera à préciser le métabolisme des éléments minéraux, le mode de formation et de résorption du tissu osseux, et le rôle exact des glandes endocrines.

CHAPITRE PREMIER

MÉTHODES UTILISÉES POUR DÉCELER
LA DÉCALCIFICATION DANS L'OSTÉOMALACIE

L'étude historique de ces méthodes comprend trois périodes.

Dans la première, on s'est borné à étudier l'élimination de la chaux *dans l'urine*.

Dans une deuxième, devant des résultats inconstants et contradictoires, on s'est avisé qu'il y avait pour la chaux une autre porte de sortie bien plus importante que les urines : les fèces et, en plus, une porte d'entrée. Aussi, s'est-on mis à la doser *dans l'urine et dans les fèces et, d'autre part, dans les ingesta*.

Guidé enfin par une idée pathogénique que laissaient entrevoir ces nouvelles recherches, dans une troisième période, on a dosé la chaux non seulement dans les ingesta et les excreta, mais encore *dans le sang*.

Première Période

LA CHAUX DANS L'URINE

Solly, en 1844, signale l'augmentation de la chaux contenue dans l'urine d'une ostéomalacique. Cette observation resta sans écho jusqu'en 1861, époque où parut une importante monographie de Litzmann, qui, par l'examen des cas publiés avant lui, arrivait à cette conclusion que « l'urine est le véhicule qui transporte hors de l'organisme les parties dissoutes du tissu osseux ».

Collineau, la même année, voit les sels du calcium quadrupler dans l'urine et Finkelburg confirme ce fait chez deux de ses malades.

Cependant Demarquay, à la même époque, publie deux cas où il y avait diminution de la chaux, et après lui Sommeiller et Droineau.

L'année suivante (1862), Pagenstecker publie un fait beaucoup plus intéressant : il trouve dans l'urine une diminution des sels de chaux, mais *dans les muqueuses intestinales et bronchiques un riche dépôt de concrétions calcaires.*

Roloff, en 1866, met en valeur la quantité de chaux des ingesta, dont la pauvreté en sels calcaires serait la cause de l'ostéomalacie.

Le lyonnais Berne assimile la maladie au diabète, mais, au lieu de véhiculer du sucre, les urines charrient de la chaux.

En 1867, Weber pratique le premier essai thérapeutique de recalcification par le carbonate de chaux qui lui donna un mieux sensible.

Hennig, en 1873, reprenant l'œuvre de Litzmann, releva tous les cas d'ostéomalacie publiés depuis cet auteur. Il arrivait, devant des résultats peu concordants, à conclure que l'élimination de la chaux par l'urine est variable suivant les périodes de l'ostéomalacie. Et, deux ans plus tard, Senator complétait cette théorie en ajoutant que l'élimination irrégulière des sels de chaux par l'urine provenait de ce que dans de nombreux organes se localisent des concrétions calcaires.

Bouley et Hanot, Langendorff et Mommsen, Rehu rapportent d'autres observations avec forte proportion des sels de chaux dans l'urine. De même Schetelig, Kier, Truzzi.

Il faut arriver aux derniers auteurs de la période que nous envisageons (jusqu'en 1861 environ) pour retrouver des faits importants.

Fehling, dans un travail que nous avons déjà analysé, étudie les variations de la chaux dans l'urine avant et après la castration chez une ostéomalacique. Avant la castration, elle en éliminait 0 gr. 8268 en vingt-quatre heures ; après, 0,8100. Avec quelques autres expériences, il conclut que la castration, voire même l'opération de Porro, ne modifient guère — pas plus chez l'ostéomalacique que chez la femme normale — l'élimination de la chaux par l'urine.

Denecke, en 1896, conclut que la castration diminue la quantité de chaux éliminée par l'urine, et il ajoute de plus que, concurremment à cette diminution, les douleurs diminuent et l'état général s'améliore.

Enfin, Wolf, dans sa thèse, constate une élimination très forte des sels de chaux par l'urine et note leur diminution dans les os.

En somme, jusqu'en 1896, on peut dire que la question n'avançait guère puisque, limitées aux urines, *les observations où la calcalurie faisait défaut éga-*

*laient à peu près en nombre celles où on la
retrouvait.*

Deuxième Période

LA CHAUX DANS LES INGESTA ET LES EXCRETA
(URINES ET MATIÈRES)

Neumann, en 1894, montra que la recherche des
sels de calcium, exclusivement dans l'urine, ne pouvait
qu'engendrer des erreurs. Il établit ce principe fonda-
mental que, dans l'étude de la décalcification, il faut
connaître :

1° La teneur en chaux de tous les ingesta et les
excreta ;

2° La différence qui existe entre la chaux de ces
ingesta et de ces excreta.

Le résultat de ces épreuves, sur lesquelles il revient
en 1896, et pour le détail desquelles nous renvoyons
à l'excellent travail de Marquis, fut des plus remarquables.

Dans son observation I, dont je prendrai les chiffres
comme exemples, il obtient :

Grammes

CaO contenue dans les ingesta de 24 heures . .	3,9344
CaO éliminée en 24 heures par les excreta . . .	3,1725
— — par les urines seules .	0,1514
— — par les matières seules.	3,0211

Ceci démontre de suite à quelles erreurs on allait
en ne faisant état que des urines. Alors que l'élimination totale de la chaux est de 3 gr. 1725, 0 gr. 1514
seulement étaient éliminés par les urines.

Plus tard, la même malade semblant aller mieux, on eut :

Grammes

CaO contenue dans les ingesta de 24 heures. . 4,1737
CaO éliminée en 24 heures par les excreta . . . 3,6288
— — par les urines seules . 0,1148
— — par les matières seules. 3,5140

Ici, pour 3 gr. 6288 de chaux totale, il n'y en a que 0 gr. 1148 dans les urines, autrement dit *l'élimination de la chaux par l'urine, loin d'être parallèle, est inversement proportionnelle à l'élimination totale.*

Deux ans plus tard, Neumann étudiait, non seulement les proportions de chaux absorbées et éliminées par les ostéomalaciques, mais aussi les variations apportées à la décalcification par la castration.

En 1906, Caporali répète ces épreuves et confirme l'importance qu'il y a chez une ostéomalacique à pratiquer *le bilan de la chaux.* Il obtient, chez une malade à la première période, un bilan positif de + 0,2795 de chaux, tandis qu'à la deuxième période et à la troisième, le bilan devient négatif : — 1,5974 dans le premier cas, — 2,8443 dans le deuxième (expérience de six jours).

Dauplais, chez une malade qui, en sept jours, n'avait absorbé que 1 gr. 555 de chaux dans son alimentation, en décèle 5 gr. 356 dans les excreta, soit une perte de 3 gr. 801 en sept jours.

Comme on le voit, le bilan de la chaux est une véritable pierre de touche quand il s'agit de voir ce qu'est la décalcification chez une malade. Il doit être pratiqué chaque fois qu'on le peut. De même, au point de vue expérimental, il nous a permis de suivre l'action des substances décalcifiantes que nous avions administrées à nos lapins et, par là, de prévoir et ensuite de confirmer la teneur en chaux dans les os des animaux sacrifiés à la fin de l'expérience.

TROISIÈME PÉRIODE

LA CHAUX DANS LE SANG

Les moyens d'investigation de Neumann et de Caporali, qui voulaient établir le bilan complet de la nutrition chez l'ostéomalacique par l'analyse totale des excreta et des ingesta, marquaient incontestablement un grand progrès pour déceler la décalcification par une méthode scientifique invariable. Aussi est-elle à conserver, et nous venons de dire tout le parti que nous avons pu en tirer dans le cours de nos expériences.

Mais, s'il est relativement facile, chez l'animal soumis à un régime bien déterminé, de pratiquer cette épreuve, il n'en va pas de même lorsqu'on cherche à l'instituer au lit du malade.

Elle risquerait fort d'être peu précise, si on s'en tenait, pour connaître la teneur en chaux des aliments ingérés, aux tables plus ou moins anciennes et plus ou moins exactes qu'on peut trouver dans les traités spéciaux. Il ne faut pas non plus, pendant l'expérience, changer l'alimentation de la malade, et surtout la mettre (comme cela a été fait sous prétexte de simplicité) au régime lacté exclusif, sans cela nous ne serions plus dans les conditions normales. Pour y rester, il faut faire deux parts de tous les aliments, l'une pour l'ingestion, l'autre, rigoureusement égale, pour l'analyse. Or, si l'on veut avoir des chiffres moyens de quelque précision, l'expérience doit durer cinq à six jours, au minimum. Par cela même, on voit toutes les *difficultés pratiques* que l'on peut rencontrer, d'abord pour recueillir exactement les ingesta au lit du malade, et ensuite au laboratoire pour leur calcination et pour celle des matières. Les causes d'erreurs sont donc faciles et nombreuses et, s'il est possible d'entreprendre cette épreuve avec quelques chances de précision dans certains services d'hôpitaux, *il n'y faut guère songer dans la pratique courante.*

D'autre part, le principe sur lequel on devait s'appuyer pour établir le bilan de la chaux n'était pas, non plus, rigoureusement scientifique, car *l'urine et les matières fécales ne constituent pas les seuls émonctoires de l'organisme.* Le calcium peut aussi s'éliminer par les sueurs, la salive, le lait et, chez la femme enceinte, il faut tenir compte de la *chaux absorbée par le fœtus.* Bar a montré en effet que, pendant les deux derniers mois de la vie intra-utérine, celui-ci absorbe par jour une moyenne de 0 gr. 638 de chaux, mais ses besoins sont plus ou moins intenses suivant les périodes de la grossesse. La méthode perdait donc beaucoup de sa valeur chez la femme enceinte.

Enfin, même en dehors de la grossesse, même en admettant la possibilité du dosage absolument exact de tous les émonctoires sans exception, elle restait encore imprécise. En effet, il se forme très fréquem-

ment sous les divers tissus des *dépôts calcaires* quelquefois très importants (fibromes crétacés par exemple)
dont le procédé ne tient aucun compte, et qui n'en
constituent pas moins une quantité appréciable de
chaux rendue aussi inutilisable pour l'organisme que
celle éliminée par les émonctoires.

Devant ces critiques et l'impossibilité où l'on se
trouvait de collecter la chaux qui s'élimine de toutes
parts, on fut conduit à la chercher *entre son lieu d'o-*
rigine et ses différents émonctoires quels qu'ils soient,
c'est-à-dire dans le sang.

La première analyse complète des cendres du sang
dans l'ostéomalacie est due à Kobler. Elle montre
dans son ensemble d'assez grandes anomalies et une
faible diminution de la chaux (?).

Bar et Daunay montrèrent plus tard que le sang de
la femme enceinte contient plus de chaux que celui de
la femme normale. D'autres dosages pratiqués sur des
chiennes, leur permirent de dire également que :

1° L'excrétion de la chaux est accrue aussi bien
dans l'intestin que par le rein pendant la période
moyenne de la portée ;

2° L'excrétion de la chaux est très diminuée pendant le dernier quart de la portée.

Se basant sur ces travaux, Marquis s'est demandé
si, au cours de l'ostéomalacie gravidique, on ne pouvait pas aussi constater une augmentation de la chaux
du sang, car la chaux provenant de la décalcification
osseuse doit évidemment passer dans le sang avant
de s'éliminer en dehors par les urines et les fèces.

Chez une première malade, il a vu la teneur en

chaux portée à 0 gr. 12 par litre au lieu de 0 gr. 052 chez la femme enceinte normale (Bar) et après l'accouchement à 0 gr. 15 au lieu de 0 gr. 03 chez l'accouchée normale.

Chez une deuxième malade dont l'observation fut publiée avec Véron, 1.000 grammes de sang contenaient 0 gr. 162 de chaux au lieu de 0 gr. 052. chiffre normal.

Dans les deux cas, les résultats ont donc été bien concordants et la chaux véhiculée par le sang s'est trouvée bien plus abondante que normalement. On admet, en effet, après les recherches de Teissier. Morel et Thévenot, de Bar, de Loeper et Béchamp, que le sang d'un individu sain adulte en renferme de 0 gr. 05 à 0 gr. 06 par litre de sang total.

Nous rapportons ici quatre observations nouvelles où le dosage de la chaux a constamment été pratiqué dans le sang, obtenu par saignée à la lancette d'une veine du pli du coude. Cette considération est la seule qui nous engage à les réunir à la suite de ce chapitre, car au point de vue pathogénique qui nous occupe, elles sont intéressantes à beaucoup d'autres points de vue.

Observation II (personnelle)

(Service de M. Teissier).

Veuve G..., soixante et un ans, ménagère, salle Teissier, n° 20, rentre à l'hôpital pour des douleurs qu'elle ressent dans la poitrine, le dos et la tête.

Père mort à soixante-dix ans de suites d'emphysème, mère morte à quarante-deux ans de la petite vérole, Tous deux étaient de taille moyenne et bien conformés. Un seul frère, qui se porte bien.

Personnellement, bonne santé pendant l'enfance. Elle a été nourrie au sein. Pas de rachitisme. Mariée à seize ans, *elle a eu quinze enfants qu'elle a tous nourris*, dont six encore vivants et bien portants. Neuf sont morts dans la première enfance, dont deux de gastro-entérite. Elle n'a jamais fait de maladie sérieuse et n'a jamais été arrêtée dans ses travaux de ménagère, sauf par ses couches. Ménopause à quarante-cinq ans.

L'affection actuelle a débuté, il y a une dizaine d'années, par des douleurs intermittentes, survenant surtout après la fatigue et localisées au niveau du gril costal, en avant et sur les côtés, non symétriques. Elle n'en a jamais ressenti dans les membres inférieurs.

En même temps, elle remarqua qu'elle devenait bossue.

Depuis deux ans, les douleurs sont plus intenses et se sont généralisées. Au lieu d'être limitées aux côtes, elles ont envahi la colonne vertébrale du haut en bas, le bassin, les coudes et surtout la tête. Il survient à ce niveau des crises douloureuses, occipitales et frontales, qui s'irradient jusqu'aux oreilles et le long du nez. Dans l'intervalle, elles persistent, atténuées.

Depuis le même moment, est apparue une dyspnée de plus en plus vive, d'effort au début, puis ensuite à peu près continue, coupée à deux reprises de paroxysmes qu'elle dit avoir été très intenses.

Par ailleurs, il n'y a rien d'important à signaler. La malade n'est pas une nerveuse. Elle digère bien et les fonctions intestinales s'accomplissent normalement.

A l'examen, malade complètement courbée. La colonne présente une cyphose très marquée. Elle mesurait avant sa maladie 1 m. 60. Actuellement, la taille est réduite à 1 m. 26.

La marche est gênée par la courbure vertébrale, mais les jambes sont indemnes et supportent bien la malade, qui s'avance sans bâton et sans accuser de douleurs.

A l'inspection de la poitrine, on note un thorax déformé en entonnoir de haut en bas, et plongeant considérablement en avant, au point que les dernières côtes, dans la position assise, affleurent le bord supérieur du bassin. En arrière, cyphose marquée à grande courbure, avec légère incurvation scoliotique à convexité droite. Gibbosité énorme à droite, de 5-6 centimètres de large, allant de haut en bas de la colonne dorsale. Aplatissement du thorax à gauche et déjettement bilatéral des omoplates en ailettes.

La palpation provoque la douleur en avant sur la ligne chondro-costale et sur le sternum, nulle au niveau des clavicules, en arrière le long des apophyses épineuses du haut en bas, bien moindre au niveau de la gibbosité.

La percussion à cet endroit montre une matité assez marquée. A gauche, le long de la colonne, par contre, sonorité exagérée.

L'auscultation montre en arrière, à ce niveau, une respiration nettement emphysémateuse. Mêmes signes en avant sur toute la hauteur. Au niveau de la gibbosité, obscurité légère, avec quelques râles sous-crépitants ou sibilants, sans autres caractères.

Au cœur, pointe dans le Ve espace. Frémissement systolique très marqué.

A l'oreille, souffle cystolique intense et râpeux à la pointe, se propageant dans l'aisselle. Léger roulement diastolique avec rythme mitral net. Rien aux autres orifices.

Réflexes normaux.

Pas de goitre apparent. Pas de pigmentation des téguments ni des muqueuses.

Pas de fièvre.

Examen des urines :

Volume des vingt-quatre heures : 1.000 centimètres cubes.

Réaction acide :

	Grammes
Urée	4,72
Chlorures	8,77
Phosphates	0,43

Pas de sucre.

Albumine : Traces non durables.

Pas d'acétone.

Pas de pigments biliaires.

Traces normales d'urobilité.

Examen miscroscopique du dépôt : Cristaux d'urate acide de soude.

Quelques rares leucocytes polynucléaires.

Pas de cylindres.

$$Cryoscopie : \quad \Delta = 0,76$$
$$\frac{\Delta V}{P} = 2,130 \qquad \frac{\delta V}{P} = 644$$
$$\frac{\Delta}{\delta} = 3,3$$
$$P = 35,700$$

CaO pour 1.000	0,46
MgO —	0,52

Examen du sang. — Il contient, par litre, 0,18 de chaux. Culture négative.

Ainsi donc, ostéomalacie sénile à prédominance thoracique à soixante et un ans chez une femme ayant eu quinze enfants qu'elle a nourris.

Rien dans son histoire qui puisse faire penser à une infection : pas d'antécédents de cette nature, apyrexie constante, culture du sang négative.

Nous n'avons constaté aucun symptôme d'insuffisance endocrine, mais il n'est pas impossible que des lésions glandulaires soient trouvées à l'autopsie.

Il faut donc se contenter, pour le moment, de parler ici de troubles de la nutrition générale, de métabolisme vicié, sans préciser davantage.

Ce qui ressort le plus nettement de cette observation c'est l'*intensité de la décalcification*, mesurée par le dosage de la chaux du sang. La proportion normale est presque triplée puisque nous en trouvons ici 0 gr. 18 au lieu de 0 gr. 06 à 0 gr. C7 par litre. Il y a donc lieu de penser que le processus décalcifiant — quel qu'il soit d'ailleurs — est en pleine activité et que la maladie ira rapidement en progressant.

Observation III

(MM. Sarvonat et Rebattu).

B. A..., femme de soixante-cinq ans, entrée le 27 janvier 1912 dans la clinique du professeur Teissier.

Son père est mort à soixante ans d'une pneumonie, sa mère à soixante-seize ans dessuites d'une chute. Tous deux étaient de taille moyenne et normalement conformés. La malade n'avait qu'un frère qu'elle a perdu de vue.

Elle a été placée en nourrice et élevée au sein jusqu'à douze mois ; mais elle aurait souffert en nourrice. Elle eut le carreau et fut soignée pour des affections des oreilles et des yeux ; elle présente encore des taies cornéennes.

Dans son enfance, elle fut nouée, et ne marcha qu'après cinq ans, avec des chaussures orthopédiques. De ces lésions, elle n'a gardé qu'une légère incurvation des tibias.

Rougeole et variole ; pas de bronchite tenace ni d'adénopathie.

Réglée à douze ans, elle n'a jamais été anémique.

Elle s'est mariée à dix-huit ans ; elle était à ce moment

de petite taille, mais parfaitement droite. Son mari était chauffeur-mécanicien ; il mourut à quarante et un ans de la variole noire.

La malade a eu quatre grossesses. La première se termina par une fausse couche de deux mois. Les trois autres aboutirent à terme, mais les deux premiers enfants ne vécurent que quelques heures et le troisième mourut de convulsions à trois mois.

La ménopause se fit normalement à quarante-huit ans.

Quoique de constitution délicate, la malade n'a jamais fait de maladie grave ni longue.

Il y a deux ans, en faisant un effort pour fermer une fenêtre, elle ressentit brusquement, dans l'épaule droite, un craquement et une vive douleur. A partir de ce moment, la région scapulaire se déforma et la colonne vertébrale, jusqu'alors parfaitement droite, se dévia.

C'est surtout depuis six mois que la scoliose s'est accusée ; la malade marche difficilement depuis quatre mois et fait des chutes fréquentes. Il lui est absolument impossible de faire un pas depuis deux mois ; elle eut à ce moment un peu d'œdème des jambes et de la pyodermite.

A la date du 1er avril 1912, c'est une femme de très petite taille, amaigrie, pesant seulement 28 kilogrammes. La marche est rendue impossible par l'état de la hanche droite. La tête est enfoncée entre les épaules. Il existe une scoliose cervico-dorsale à convexité droite, extrêmement accusée, avec un léger degré de scoliose lombaire de compensation à convexité gauche.

Le sternum et les côtes sont déformés ; le sternum fait saillie en avant ; l'angle de Louis est très saillant. Les côtes résistent à peine à la pression ; elles s'enfoncent sans effort sous le doigt, en faisant entendre une sorte de crépitation fine : c'est surtout à la partie antérieure du thorax que ce caractère est accusé. Les autres os ne présentent pas extérieurement d'altérations ostéomalaciques. Seuls les tibias ont une incurvation marquée à leur partie inférieure ; .

ils sont indolores et résistent bien à la pression. On provoque de la douleur en comprimant le grand trochanter du côté droit, et il semble qu'il existe de ce côté un certain degré de subluxation de la hanche.

Le crâne est normal. Les articulations des membres n'offrent aucune déformation.

On ne voit plus que les cicatrices des petits abcès cutanés qu'a présentés la malade au niveau des jambes ; l'œdème a disparu.

Les réflexes sont normaux ; les pupilles égales réagissent bien à la lumière et à l'accommodation.

Il n'y a pas de goitre apparent, mais un peu de compression des veines du cou.

Pas de pigmentation anormale des téguments ni des muqueuses.

La pointe du cœur est difficile à localiser. On note un peu de tachycardie avec un léger degré d'arythmie d'ailleurs inconstante. L'impulsion paraît forte, mais la tension est faible. Pas de raie blanche de Sergent.

Aux poumons, la respiration est emphysémateuse avec quelques râles à l'extrême base.

Les fonctions digestives sont normales. Le contenu de l'abdomen est comme expulsé, et le ventre tombe en besace.

Le toucher vaginal montre que le promontoire est très saillant, mais ne révèle aucune lésion gynécologique.

Les urines sont claires, sans sucre ni albumine.

Examen radiographique. — Il est dû à M. le professeur Cluzet, et montre très nettement la raréfaction extrême du tissu osseux au niveau de la cage thoracique, raréfaction qui porte à la fois sur le rachis et sur les côtes. Les os des membres présentent un léger degré de raréfaction : l'ombre fournie par l'extrémité supérieure du fémur est, en particulier, à peine marquée. Notons aussi la raréfaction de l'épiphyse tibiale et, d'une façon générale, la transparence osseuse, l'élargissement considérable du canal médullaire et la réduction très importante de la substance compacte du tissu osseux.

Examen hématologique. — Voici les résultats numériques :

Globules rouges.　.　.　.　.　5.259.000
Valeur globulaire .　.　.　.　0.75
Globules blancs.　.　.　.　.　31.750

Les globules blancs se répartissent ainsi :

Polynucléaires :
Neutrophiles　.　.　.　76 ⎱
Basophiles .　.　.　.　1,5 ⎰79
Eosinophiles　.　.　.　1,5 ⎰
Lymphocytes.　.　.　.　.　7
Grands mononucléaires.　.　10
Formes de transition.　.　.　4

La culture du sang a donné un résultat négatif.

Recherches chimiques. — Elles ont porté sur les urines et sur le sang.

1° *Examen des urines.* — Pendant dix jours nous avons recueilli la centième partie des urines émises dans les vignt-quatre heures. Ces urines étaient conservées en présence du phénol. Au bout du dixième jour, l'échantillon prélevé est amené à 100 centimètres cubes. On en prend 25 centimètres cubes qui sont évaporés et calcinés en présence d'azotate d'ammoniaque. Les cendres sont dissoutes dans l'eau chaude et l'acide azotique. On fait et on pèse le chlorure d'argent ; dans les eaux-mères, on fait et on pèse le sulfate de baryte. Les 75 centimètres cubes qui restent sont évaporés au bain-marie et minéralisés par le mélange azotosulfurique de Neumann. Le résidu est amené à 30 centimètres cubes. On en prélève 5 centimètres cubes pour faire et peser le phospho-molybdate d'ammoniaque. Le reste (25 centimètres cubes) sert à doser la chaux et la magnésie. La chaux est précipitée à l'état d'oxalate en présence de chlorure d'ammonium; l'oxalate de chaux est transformé en sulfate dans l'alcool absolu et pesé sous cet état. Dans les eaux-mères, on fait le phosphate ammoniaco-magnésien, puis le phospho-molybdate que l'on pèse. Voici nos résultats rapportés à une journée d'expérience :

	Par litre	Par 24 h.
P^2O^3.	1,64	1,21
SO^3	3,10	2,28
Cl	6,58	4,94
MgO	1,03	0,76
CaO	0,31	0,23

L'élimination urinaire étant fonction de l'âge, du poids, de l'alimentation du sujet, il nous a semblé intéressant de calculer la valeur relative de ces diverses éliminations, en prenant comme unité celle qui se traduit par le chiffre le moins élevé, le calcium. Nous avons fait le même calcul pour un sujet normal, en utilisant les chiffres fournis par M. Hugounenq :

	Sujet normal	Femme B.
CaO	1	1
MgO	0,9	2,3
Cl	19,4	21,4
SO^3	5,6	9,9
PO^2O^5	8,7	5,2

En raison de l'exiguïté de notre malade, nous avons également calculé les éliminations par kilogramme de matière vivante :

	Sujet normal mgr.	Femme mgr.
CaO	5,4	8,2
MgO	5,3	27,1
Cl	126	176
SO^3	30	81
P^2O^5	48	43

Il y a donc surtout augmentation de la magnésie et du soufre. L'élimination du calcium est peu augmentée. Celle du phosphore est sensiblement normale. Celle du chlore est évidemment sous la dépendance de l'alimentation.

2° *Examen du sang*. — Nous avons recueilli, par ponction veineuse, 20 grammes de sang. Il est minéralisé par le mélange de Neumann ; le liquide est additionné d'ammoniaque, de chlorhydrate d'ammoniaque, d'acide acétique et d'oxalate d'ammoniaque. L'oxalate de chaux, recueilli par centrifugation, est transformé en oxalate et pesé.

Nous avons trouvé *0 gr. 20 de CaO pour 1 litre de sang*.

Par la suite, la malade fut soumise à un traitement par l'adrénaline. On lui fit des injections pendant deux mois.

A la date du 2 août 1912, son état est resté stationnaire : il lui est toujours impossible de se lever. L'état général ne s'est pas modifié et le poids est resté le même.

On ne trouve absolument aucun signe ou d'insuffisance ou d'hyperactivité des glandes à sécrétion interne, et particulièrement on ne sent pas de goitre. Pas de maladie de Basedow.

La malade meurt le 6 septembre 1912, à la suite d'une granulie.

AUTOPSIE. — *Granulie pleurale :* fines granulations translucides sur toute l'étendue des deux poumons superficiellement et sur les coupes. Les bords antérieurs sont emphysémateux. Pas de lésions des sommets. Quelques ganglions trachéo-bronchiques ; deux d'entre eux sont un peu caséeux.

Poumon droit, 295 grammes ; gauche, 340 grammes.

Cœur relativement gros (235 grammes), sans lésions valvulaires, sans sclérose myocardique.

Rate petite, 70 grammes. Reins normaux à droite, 115 grammes ; à gauche, 120 grammes, se décapsulant bien.

Surrénales normales.

Foie, 820 grammes.

Rien au tube digestif.

Goitre plongeant parenchymateux.

Ovaires légèrement scléreux.

Hypophyse semble normale dans une selle turcique normale.

Os : Côtes et sternum se coupent facilement et sont d'une mollesse extrême. On peut retourner les côtes. La moëlle est rouge, comparable à de la framboise écrasée.

Calotte cranienne flexible, de teinte rouge. Moelle rouge.

Corps vertébraux un peu mous.

Les os longs des membres ne présentent aucune flexibilité anormale.

Analyse chimique des os.

Fragment	de côte	de la calotte cranienne
Os frais.	1,379	1,965
Os sec.	0,600	1,572
Cendres. . . .	0,117	0,839
CaO.	0,063	0,338
P^2O^5.	0,047	0,229
MgO.	0,0014	0,002

Ces chiffres ramenés à 100 parties d'os sec (pour les autres pourcentages, voy. IIe partie, chap. II et III) nous donnent :

	Normalement	Côte	Crâne
CaO	31 o/o	10,5	21,4
P^2O^5	21 o/o	7,8	14 o/o
MgO.	0,10 o/o	0,23	1,2

Cette observation est un cas d'ostéomalacie sénile bien typique prédominant au niveau du tronc. La malade a été atteinte de rachitisme dans son enfance. On ne peut noter, pendant la vie, *aucun symptôme d'insuffisance des glandes à sécrétion interne.* A l'autopsie, on trouve un *goitre simple*, qu'il faut peut-être incriminer.

Aucun signe en faveur d'une infection, apyrexie constante, culture du sang négative.

Le sang présente une *augmentation considérable de la chaux qui a presque triplé* (0,20).

Aucune trace d'athérome.

Les os nous montrent une déminéralisation considérable de la chaux et du phosphore avec *rétention de magnésie*, comme dans les cas de Mac Crudden, dont nous parlerons plus loin.

La granulie terminale pose la question des rapports de l'ostéomalacie et de la tuberculose.

OBSERVATION IV

(M. REBATTU, suppléant de M. LECLERC).

Anne B..., quarante ans, couturière, vient à l'hôpital pour des rhumatismes.

Mère morte cardiaque. Père mort éthylique. Un frère mort à trois ans.

Rhumatisme à l'âge de douze ans : les deux genoux étaient pris. La malade est restée trois mois au lit. Depuis ce moment, d'ailleurs, pas d'autre crise jusqu'à il y a cinq ou six ans. Pas de rachitisme dans l'enfance. Scarlatine à treize ans.

Réglée à seize ans, irrégulièrement jusqu'à vingt-quatre ans. Mariée à vingt-trois ans. Depuis, les époques sont normales. A vingt-quatre ans, accouchement à terme d'un enfant mort-né. Pas d'autres grossesses.

Pertes blanches très abondantes depuis deux ans.

La maladie actuelle a débuté, il y a quatre ans, par de la faiblesse des jambes et des douleurs lombaires qui s'irradiaient dans le territoire du sciatique et dans les hanches.

Peu à peu la parésie apparut et augmenta et la malade dut garder le lit. En même temps elle se sentait diminuer de taille et se lasser. Elle commençait à marcher courbée.

Pas de syphilis, pas d'éthylisme.

Malade très nerveuse et impressionnable.

A l'examen : Cyphose très marquée. Les fausses côtes arrivent à quelques centimètres de la crète iliaque. La taille, au dire de la malade, est très diminuée. Le thorax est rétréci à la partie supérieure, le bassin semble un peu déjeté en dehors, au niveau des ailes iliaques.

L'abduction des cuisses est douloureuse, de même que la pression au niveau du bassin et des côtes.

Au repos, la malade ne souffre pas.

La force musculaire est très diminuée dans les muscles de la cuisse. Par contre, les muscles extenseurs et fléchisseurs du pied sont intacts. Pas d'atrophie des muscles de la cuisse : mensuration égale des deux côtes. Au niveau des membres inférieurs, il existe une sorte de gonflement œdémateux.

Au cœur, pointe dans le IV^r espace. Tachychardie à 120. Bruits irréguliers et bien frappés. Dans le IIe espace gauche, le deuxième bruit est clangoreux, prolongé, râpeux, sans propagation.

Rien aux poumons.

Digestions normales, pas de diarrhée.

Irritabilité excessive. La malade réagit fortement au moindre mouvement un peu brusque. Elle se plaint de douleurs quand on mobilise ses membres inférieurs avec surprise, mais les mouvements lents et prévus sont indolores.

Réflexes rotuliens plus marqués à gauche qu'à droite. Pas de trépidation épileptoïde. Pas d'anesthésie, peut-être un peu de diminution de la sensation à la piqûre. Diminution de la sensation cornéenne. Réflexes pupillaires normaux.

Pas de douleur à la pression des ovaires. *Goître très net, petit et pulsatile.* Le tremblement basedowien n'existe pas. L'exophtalmie est à peine marquée. Les bouffées de chaleur sont fréquentes.

Ni sucre, ni albumine dans les urines.

La teneur en chaux du sang est de 0,085 pour 1.000.

Cette observation est à ajouter à celles de MM. Tolot et Sarvonat où on a noté la coexistence de l'ostéo-malacie et de la maladie de Basedow. A noter que la malade est encore jeune et n'a eu qu'une seule gros-sesse. Il ne s'agit donc pas d'ostéomalacie sénile, et encore moins d'ostéomalacie puerpérale. L'affection évolue relativement vite puisque, en quatre ans, elle est devenue complètement bossue et impotente. Cependant la teneur en chaux du sang n'est que de 0,085 par litre, soit une petite augmentation. Cette considé-ration, lorsqu'elle sera basée sur des examens répétés et identiques, *doit améliorer beaucoup le pronostic.*

OBSERVATION V

(MM. SARVONAT et ROUBIER).

Il s'agit d'une malade de cinquante-six ans, ménagère, entrée à l'hôpital pour des points de côté et des douleurs dans les membres inférieurs. Rien à signaler dans ses anté-cédents héréditaires et collatéraux. Personnellement elle a eu, en nourrice, une longue maladie indéterminée et, à sept ans, la scarlatine. Elle est célibataire; pas d'alcoolisme, aucun stigmate de spécificité. Elle a été réglée à l'âge de treize ans et toujours régulièrement; la ménopause a eu lieu à quarante ans, sans incidents.

Il y a six ans, la malade, ayant les jambes enflées, consulta un médecin, qui lui trouva de l'albumine et la mit au régime lacté. Depuis deux ans, elle a vu sa taille diminuer et elle se voûtait ; malgré les observations de ses voisines, qui lui répétaient fréquemment de se tenir droite, et le port d'un corset, elle a vu sa taille se tasser, suivant sa propre expression ; de plus, elle présentait une dyspnée assez marquée et a dû entrer à l'hôpital.

Examinée debout, la malade est inclinée du côté gauche, et elle cherche instinctivement un point d'appui pour éviter une chute de ce côté. La malade est pâle, essoufflée, elle ne présente pas d'œdème en ce moment. Dentition défectueuse. Léger degré de prognathisme du maxillaire inférieur.

A l'examen du thorax, le sternum fait une saillie assez accentuée en avant, surtout au niveau de l'angle de Louis. Il existe une cyphose dorsale très marquée, et même une sorte d'effondrement de la région dorsale de la colonne. Les deux omoplates sont saillantes. Le thorax est élargi dans toutes ses dimensions ; on constate un véritable télescopage de l'abdomen et une diminution des échancrures costo-iliaques. Douleurs spontanées et à la pression, au niveau du sternum et des côtes, surtout au niveau de l'hémi-thorax droit ; douleurs à la pression des épines iliaques.

Les signes du côté du squelette paraissent limités au thorax ; les clavicules, les os des membres supérieurs et inférieurs n'ont rien d'anormal ; on note, toutefois, des nodosités périostiques à la partie inférieure des tibias. Léger signe de Latzko du côté gauche.

Les réflexes rotuliens sont normaux, ni trépidation ni Babinski.

La malade se plaint de troubles gastriques sans vomissements ; au palper, un peu de douleur provoquée et sensation de rénitence à l'épigastre. Dyspnée variable suivant les moments, sans Cheyne-Stokes. Aux poumons, respiration emphysémateuse et un peu soufflante au sommet droit. Foie et rate non perçus. Les urines contiennent un disque très net d'albumine. Légères poussées fébriles. Au cœur, les bruits sont sourds et prolongés, sans galop net.

Juillet 1911. — La malade présente une dyspnée continue,

des œdèmes, de la diarrhée, des douleurs diffuses; les déformations osseuses semblent plus accentuées, le sternum bombe davantage, la cyphose paraît plus marquée.

Au cœur, grosse tachycardie ; pouls petit et dépressible, régulier; battements des jugulaires; gros œdèmes des jambes ; disque très épais d'albumine; nombreux râles aux bases des poumons.

Les divers traitements employés (théobromine, scille, sérum de veine rénale) n'ont amené que des améliorations tout à fait transitoires.

Mort le 16 août 1911.

Autopsie. — Faite le 17 août, quarante heures après la mort.

A l'ouverture du thorax, on constate que les os sont mous, se coupent très facilement. Un peu de liquide séro-fibrineux dans les plèvres ; pas d'adhérences pleurales. Pas d'ascite.

Poumons : Un peu emphysémateux, pas de tuberculose ; un peu de congestion des bases. Pas de ganglions trachéo-bronchiques.

Cœur (poids, 350 gr.) : Rien d'anormal. Aorte très souple, sans athérome.

Foie (1.150 gr.) : Aspect normal.

Rate (250 gr.) : Un peu grosse et dure.

Reins (210 gr. les deux) : Un peu petits. La capsule est très adhérente. Leur surface est irrégulière, granuleuse, avec nombreux kystes ; substance corticale très réduite (en somme, petits reins granuleux de néphrite interstitielle).

Ovaires : Un peu gros ; ils contiennent d'assez nombreux petits kystes, séparés par des intervalles de tissu dur, fibreux et calcifié en quelques points (ovaires scléro-kystiques).

Corps thyroïde : Sa forme est conservée, mais il est volumineux (poids, 120 gr.) ; il est bourré de noyaux durs, très nettement isolables les uns des autres, séparés par un tissu scléreux,

Parmi ces noyaux, les uns sont pleins ; les autres sont des cavités kystiques à parois fibreuses et même calcifiées, et contenant un exsudat sérogélatineux, plutôt qu'un véritable liquide (masses colloïdes). En un point du lobe latéral droit, cavité kystique pleine de sang (hémorragie intrakystique).

L'examen histologique d'un fragment a montré des lésions adénomateuses banales, sans aucun caractère spécifique.

Capsules surrénales : Aspect normal.

Os : Les côtes se cassent très facilement : elles sont très fragiles, leur aspect est normal. La colonne est déformée, sinueuse, tassée ; elle présente une saillie proéminente à la région lombaire, et des coudures latérales.

Sternum bombé et saillant.

Le crâne est plus mou que normalement, et sa paroi est nettement épaissie ; cet épaississement porte sur les deux tables interne et externe de l'os, et il est diffus sur toute la voûte cranienne ; en aucun point il n'y a d'amincissement.

Les os des membres sont plus durs ; on arrive pourtant, sans trop de difficultés, à provoquer une fracture de l'avant-bras droit.

Cerveau, hypophyse : Aspect normal.

Les *recherches chimiques* ont porté :
1° Sur un fragment de côte :

	Grammes	Quantité p. 100 de poids frais	Pour 100 de poids sec	Pour 100 de cendres
Poids frais . . .	1,63	»	»	»
Poids sec. . . .	0,72	44,16	»	»
Cendres	0,31	18,40	43,05	»
	Milligr.			
Chaux CaO . . .	158,25	9,61	21,95	51,05
Acide phosph. P²O⁵.	101,74	6,73	14,13	38,80

2° Sur du sang recueilli après la mort dans l'artère pulmonaire :

	Grammes	Quantité p. 100 de poids frais	Pour 100 de poids sec	Pour 100 de cendres
Poids frais . . .	20,25	»	»	»
Poids sec	3,632	»	»	»
Cendres	0,140	0,691	3,857	»
Chaux CaO . . .	Milligr. 1,85	0,0081	0,051	1,32
Acide phosph. P^2O^5.	13,32	0,0657	0,366	9,5

En somme, néphrite interstitielle du type urémigène et, depuis trois ans, signes de l'ostéomalacie sénile à prédominance thoracique et sans déformations des membres.

A l'autopsie, ovaires scléro-kystiques, lésion tout à fait banale chez la femme âgée.

Comme dans notre observation I, il y a des lésions rénales très accentuées (petit rein granuleux). Marquis avait trouvé aussi une néphrite accusée dans un cas d'ostéomalacie gravidique. Mais il semble difficile d'attribuer à ces constatations une valeur pathogénique un peu importante.

Les lésions thyroïdiennes sont-elles en cause ? Ce sont des lésions goitreuses banales sans caractère histologique spécial. Il n'y avait aucun signe d'insuffisance thyroïdienne. Il est difficile de répondre nettement par l'affirmative.

Chez cette malade, la teneur en CaO du sang est de 0,081 pour 100, donc supérieure à la normale, mais de 1 à 2 centigrammes tout au plus. La maladie semble avoir fini d'évoluer depuis quelque temps ou avoir subi un temps d'arrêt.

L'augmentation de la chaux du sang est donc un fait bien réel. Dans les deux premières observations, elle est peu élevée (0,08 pour 1.000) dans les deux dernières, au contraire, elle a presque quadruplé (0,18 et 0,20 pour 1.000). Nous pensons que chez les deux premières malades le processus de décalcification subissait un temps d'arrêt au moment où le dosage a été pratiqué, car l'*ostéomalacie procède souvent par poussées*, qui peuvent d'ailleurs correspondre, au niveau des viscères, à de véritables poussées inflammatoires (Paviot et Mouriquand). Il est probable qu'il se produit de *véritables décharges calcaires intermittentes*.

L'analyse du sang, procédé relativement simple, suffit à les déceler, par là à suivre pas à pas les progrès de la maladie et à porter un *pronostic rationnel*. Et à ce dernier point de vue, seuls les dosages répétés de la chaux du sang peuvent nous permettre de prétendre à quelque précision.

CHAPITRE II

LE ROLE DE LA DÉCALCIFICATION DANS L'OSTÉOMALACIE

Dans la pathogénie de l'ostéomalacie le fait le plus certain, on ne saurait trop le répéter, c'est la diminution des sels calcaires au niveau des os, mais ce qui est discuté, c'est la façon dont s'est produite cette diminution.

Aussi nous voudrions, dès le début, écarter une hypothèse, qui semblait avoir pour elle certains faits, mais que rien ne permet plus de soutenir.

La diminution des sels de chaux au niveau des os n'est pas due à une absence de récalcification. — Ce furent Conheim et Mommsen qui soutinrent les premiers cette théorie, et plus tard Kassovitz et Kommer, Recklinghausen, Rippert et plus récemment encore Hanau. Nous avons déjà cité le travail du médecin lyonnais Berne qui, en 1862, avait superposé l'ostéomalacie au diabète. Beaucoup après lui ont repris la comparaison. L'excès de chaux trouvé dans le sang des ostéomalaciques serait superposable à l'hyperglycémie des diabétiques et la calcalurie serait l'analogue de la glycosurie.

Deux faits sembleraient *a priori* plaider en faveur d'une telle manière de voir. C'est d'une part la production expérimentale de l'ostéomalacie par un régime dépourvu de sels calcaires (nous verrons plus loin ce qu'il faut penser de ces expériences) et d'autre part l'inefficacité souvent constatée des médicaments à base de chaux dans l'ostéomalacie. Il semble *a priori* que la chaux n'est pas absorbée ou que la femme a perdu son pouvoir de récalcification.

En réalité il n'en est rien. Si la chaux n'est plus retenue, c'est qu'elle est souvent présentée sous une forme peu assimilable et qu'elle est offerte à une malade dont les différents organes, le foie en particulier, sont plus ou moins incapables de remplir leur rôle rétentionniste. Ainsi la chaux n'arrive pas toujours à l'os, et d'ailleurs nos expériences montreront plus loin que les sels de chaux, loin d'avoir tous un pouvoir récalcifiant, sont quelquefois au contraire, et aussi paradoxal que cela puisse paraître au premier abord, des facteurs de décalcification.

Au demeurant, il n'en est pas toujours ainsi en effet, puisque, dans les expériences mêmes invoquées par les défenseurs de cette théorie (ostéomalacie par régime pauvre en sels calcaires) nous verrons plus loin que Chossat n'obtenait aucune lésion, ou rétablissait l'état normal de nutrition des os, en donnant aux animaux du carbonate de calcium.

La vérité est ailleurs et il faut la chercher dans la théorie vérifiée de la décalcification.

L'ostéomalacie est une décalcification véritable au niveau des os. — Et ce qui le prouve c'est :

a) Le bilan de la chaux chez les malades ;
b) La composition de l'os malacique;
c) Les faits cliniques.

Le bilan de la chaux chez les malades. — Si la quantité de chaux excrétée dépasse la quantité ingérée, il ne saurait être question de récalcification, mais bien de décalcification. Or, l'état qu'on observe dans la première observation de Neumann, dans les deux premières de Caporali, dans les deux de Marquis, dans celle de Dauplais, où *la chaux éliminée dépassait la chaux ingérée de :*

		gr.	
Neuman.		0,3918	par jour.
Caporali, premier cas	.	2,8443	en six jours.
— deuxième cas	.	1,5974	—
Marquis, premier cas	.	0,775	par jour.
— deuxième cas	.	1,729	—
Dauplais		3,801	en sept jours.

Composition de l'os malacique. — Ici nous sommes à la source même de la décalcification.

Les documents à ce sujet ne sont pas toujours très concordants. Les résultats varient un peu avec les techniques employées par les auteurs, le fait que les pourcentages ont été effectués sur l'os frais ou sec ou sur les cendres, etc. Mais on sait que, même chez les sujets normaux, la composition chimique des os n'est pas toujours identique à elle-même. L'essentiel est de savoir si ce rapprochement peut conduire à quelques conclusions positives.

J'ai réuni ici, dans une série de tableaux, des chiffres éparpillés jusqu'à présent dans des observations souvent difficiles à se procurer. Je crois avoir rapporté *tous ceux qui ont été donnés jusqu'à présent dans cet ordre d'idées*. C'est dire qu'on n'en possède pas encore un nombre très considérable. Néanmoins, leur concordance les rend suffisants pour prendre une idée claire sur la composition de l'os malacique.

TABLEAU I. — *Pourcentage des substances organiques et inorganiques dans l'os normal :*

	Substance inorganique (cendres)	Substance organique (osséine)
Frerichs[1]	65,9-70,2	29,8-34,1
Lehmann[2]	67,72	32,28
Zalesky[3]	65,44	34,56
Langendorff et Mommsen[4] .	54,24	45,76
Hugounenq[5]	70	30

[1] Frerichs, Ueber die chemische Zuzammensetzung der menschlichen Knochen *(Ann. d. Chem. u. Pharmac.*, XLIII, 251).

[2] Lehmann, Ueber die chemische Zusammensetzung der Knochen *(Schmidt's Jahrb.*, 1843, XXXVIII, 277).

[3] Zalesky, Ueber die Zusammensetzung der Knochen des Menschen und verschiedener Thiere *(Med. chem. Untersuch. u. d. Lab... zu Tübingen* (Hoppe Seyler's), 1866, I, 19).

[4] Langendorff et Mommsen, Beiträge zur Kenntniss der Osteomacie *(Virchows Archiv f. path. Anat.*, 1877, 452).

[5] Hugounenq, *Précis de Chimie physiol. et pathol.*

Tableau II. — *Pourcentage des substances organiques et inorganiques dans l'os malacique :*

	Substance inorganique	Substance organique
Durham[1]	45,37	54,63
Huppert[2]	25,71	74,29
Moers et Muck[3]	38,23	61,77
Langendorff et Mommsen[4]. .	37,8	62,2
Cappezuoli[5], os long. . . .	42,66	57,54
— os plat. . . .	50,91	49,09
Dumitresco	22,72	77,28
—	38,22	61,78
Notre observation V . . .	45,05	56,95
Notre observation III . . .	43,5	56,5

Ce tableau nous montre, si nous rapportons ces chiffres à la moyenne, que l'os normal contient environ 64 pour 100 de matières minérales et 34 pour 100 d'osséine. Or, dans l'os malacique nous trouvons 41 pour 100 de matières minérales pour 59 pour 100 d'osséine. Il y a donc *diminution en bloc des sels minéraux et augmentation du matériel organique de l'os.*

Tableau III. — *Pourcentage de la chaux dans la substance sèche de l'os :*

	Normal	Ostéomalacie
Moers et Muck[6]	»	17,36
— deuxième cas.	»	18,07

[1] Durham, On certain Abnormal Conditions of the Bones (*Guy's Hosp. Reports*, 1861, série 3, X, 348).

[2] Huppert, Analyse eines osteomalacischen Knochens (*Arch. d. Heilk.*, 1867, VIII, 345).

[3] Moers et Muck, Beiträge zur Kenntniss der Osteomalacie (*Deutsch. Arch. f. Klin. Med.*, 1869, V, 485).

[4] Langendorff et Mommsen, *loc. cit.*

[5] Cappezuoli, *Biochem. Zeitschrift*, 1909, XVI, p. 355.

[6] Moers et Muck, Beiträge zur Kenntniss der Osteomalacie (*Deutsch. Arch. f. klin. Med.*, 1869, V, 485).

	Normal	Ostéomalacie
Mac Crudden[1]	28,85	15,44
— deuxième cas [2].	33,3o	19,22
Cappezuoli[3]	os long	14,83
—	os plat	13,11
Notre observation III . . .	os long	10,5
— . . .	os plat	21,4

Le calcium est diminué considérablement dans l'os malacique, *environ de moitié*.

TABLEAU IV. — *Pourcentage de la chaux dans les cendres :*

	Normal	Ostéomalacie
Zalesky [4].	52,64-53,o6	»
Langendorff et Mommsen[5] .	53,o5	44,48
Gabriel[6]	51,31	»
Huppert[7].	»	45,41
Moers et Muck[8].	»	45,47
— deuxième cas.	»	5o,66
Cappezuoli	os long	35,o5
—	os plat	32,75
Notre observation V . . .	»	51,o5
Notre observation III . . .	os long	53
— . . .	os plat	4o,2

[1] Mac Crudden (F.-H.), *Jour. Biol. Chem.*, 1910, VII, 199.
[2] Mac Crudden (F.-H.), *Am. Jour. Physiol.*, 1905, XVII, 32.
[3] *Loco citato.*
[4] Zalesky, *Med. chem. Untersuch. u. d. Lab. zu Tübinger* (Hoppe-Seyler's), 1866, I, 19.
[5] Langendorff and Mommsen, *Virchow's Arch. f. Anat.*, 1877, LXIX, 452.
[6] Gabriel, Chemische Untersuchungen über die Mineralstoffe der Knochen und Zähne (*Zeitschr. f. physiol. Chem*, 1894, XVIII, 257).
[7] Huppert, *Arch. d. Heilk*, 1867, VIII, 345.
[8] Moers et Muck, *Deutsch. Arch. f. klin. Med.*, 1869, V, 485.

Les chiffres exprimant la quantité de chaux contenue *dans les os frais* sont très variables suivant les auteurs et prêtent à de grosses erreurs. Ce fait est dû à ce que, dans la plupart des cas, les dosages ont été effectués sur des os plus ou moins frais, c'est-à-dire dont *la teneur en eau est variable*. Pour éviter cette cause d'erreur, il faut toujours opérer sur des *os parfaitement secs*. En général, on a trouvé 20 grammes de chaux pour 100 d'os frais normal. Chez leur malade, Etienne et Dauplais en ont trouvé seulement 19 gr. 10 dans le crâne et 15 gr. 56 dans les côtes.

On peut donc dire, d'après ces analyses tant des cendres que de l'os sec et même de l'os frais, qu'il y a diminution extrêmement marquée de la chaux chez l'ostéomalacique.

Il faut faire remarquer que beaucoup des chiffres précités se rapportent à des observations d'ostéomalacie sénile. Or, on sait que normalement, chez le vieillard, il y a surcalcification de tous les organes et que cette surcalcification atteint surtout les organes de soutien, sauf les os (ostéoporose).

En particulier, les cartilages costaux s'ossifient, les pièces du sternum se soudent entre soixante et soixante-quinze ans. Chez plusieurs malades observés (surtout nos observations III et V, la malade d'Etienne et Dauplais) non seulement ce processus n'a pas eu lieu, mais c'est le phénomène inverse qui s'est produit : le sternum et les cartilages costaux sont décalcifiés.

Faits cliniques. — Ils viennent confirmer les dosages chimiques. Une des causes principales de l'ostéomalacie réside dans les grossesses répétées et les allaitements multiples. Ceci étant, on s'explique facilement comment la maladie peut survenir.

La grossesse provoque une double perte de chaux par l'absorption fœtale et par une suractivité des émonctoires. D'après Michel, un fœtus coûte à sa mère environ 45 grammes de chaux. De plus, nous avons vu plus haut que, chez les chiennes gravides, la quantité de chaux éliminée par urine et fèces est augmentée (Bar).

Si les grossesses sont trop rapprochées, *la femme n'a pas le temps de récupérer dans leur intervalle la quantité de chaux qu'elle a puisée dans ses os,* ceux-ci se ramollissent, d'où l'ostéomalacie. S'il y a grossesse gémellaire, comme il est fréquent de le rencontrer chez les malades, il y a eu décalcification double, donc l'intervalle nécessaire au rétablissement de l'équilibre doit aussi être double.

Le rôle de la décalcification est donc primordial dans la production de l'ostéomalacie. Elle est à l'origine de la maladie à l'une quelconque de ses phases. Elle est d'autant plus intense que l'affection est plus grave et évolue plus rapidement. Elle règle par là le pronostic qui, au même titre que le diagnostic, peut ainsi nous être fourni par le dosage des sels de chaux véhiculés par le sang.

CHAPITRE III

LE ROLE DANS L'OSTÉOMALACIE DES ÉLÉMENTS MINÉRAUX AUTRES QUE LA CHAUX

Si la chaux est de beaucoup la plus importante et la plus abondante des matières minérales contenues dans l'os, celui-ci renferme aussi d'autres sels, dont il faut tenir compte. Or, il ne semble pas qu'on s'en soit beaucoup occupé, pour le cas qui nous occupe, avant Mac Crudden et Cappezuoli, soit environ jusqu'en 1905.

Ces travaux nous engagent à ne plus nous contenter désormais de l'analyse de la teneur en chaux de l'os malacique : il faut doser en même temps d'autres éléments, au premier rang desquels il faut placer le phosphore, la magnésie et, pour certains, le soufre.

C'est ce que nous avons fait dans nos expériences et dans nos observations quand la chose a été possible. Il est certain qu'on doit trouver dans ces résultats des notions du plus haut intérêt.

Le Phosphore. — Le phosphore dosé sous forme de P^2O^5 a donné entre les mains de différents auteurs les chiffres suivants :

Tableau V. — *Pourcentage de P^2O^5 dans l'os sec :*

	Normal	Ostéomalacie
Moers et Muck[1]	»	18,20
— deuxième cas.	»	14,38
Mac Crudden[2]	19,55	12,01
— deuxième cas[3].	23,44	16,28
Cappezuoli[4].	os long	12,81
—	os plat	11,66
Notre observation III. . .	os long	7,8
— . . .	os plat	14

Donc, diminution marquée de P^2O^5 dans l'os sec.

Tableau VI. — *Pourcentage de P^2O^5 dans les cendres :*

	Normal	Ostéomalacie
Zalesky[5]	38,49-39,02	»
Langendorff et Mommsen[6].	43,93	34,76
Gabriel[7]	36,65	»
Huppert[8]	»	39,26
Moers et Muck[9]	»	47,67
— deuxième cas.	»	43
Cappezuoli.	os plat	31,12
—	os long	29,15
Notre observation V. . .	»	38,80
Notre observation III . .	os plat	27 o/o
— . .	os long	35 o/o

[1] Moers et Muck, *Deutsch. Arch. f. klin. Med.*, 1869, 485.

[2] Mac Crudden, *Jour. Biol. Chem.*, 1910, VII, 199.

[3] Mac Crudden, *Am. Jour. Physiol.*, 1906, XVII, 32.

[4] Cappezuoli, *Biochem. Zeitschr.*, 1909, vol. XVI, p. 355.

[5] Zalesky, *Med. chem. Untersuch. u. d. Lab... zu Tübingen* (Hoppe-Seyler's), 1866, I, 19.

[6] Langendorff et Mommsen, *Virchow's Arch. f. path. Anat.*, 1877, XIX, 452.

[7] Gabriel, *Zeitschr. f. physiol. Chem.*, 1894, XVIII, 257.

[8] Huppert, *Arch. d. Heilk.*, 1867, VIII, 345.

[9] Moers et Muck, *Deutsch. Arch. f. klin. Med.*, 1869, V, 485.

Ici les résultats sont très variables. Si l'on s'en tient au chiffre normal de 36,65 pour 100, donné par Gabriel, on voit que, sur 9 cas, il y en a 4 où la proportion est augmentée et seulement 5 où elle est au-dessous de la normale. Si l'on se reporte aux tableaux que nous avons donnés pour la chaux, nous voyons que la diminution du calcium dans les cendres dépend en partie d'une augmentation de la quantité relative du phosphate.

Le Magnésium. — A été dosé sous forme de magnésie. Voici les résultats publiés :

TABLEAU VII. — *Pourcentage de MgO dans l'os sec :*

	Normal	Ostéomalacie
Moers et Muck[1]	»	0,484
— deuxième cas.	»	0,902
Mac Crudden[2].	0,14	0,57
— deuxième cas[3].	0,105	0,48
Cappezuoli[4]	os long	0,46
—	os plat	0,60
Notre observation III . .	os long	0,23
— . .	os plat	1,2

TABLEAU VIII. — *Pourcentage de MgO dans les cendres :*

	Normal	Ostéomalacie
Zalesky[5]	0,405-0,521	»
Gabriel[6].	0,77	»

[1] Moers et Muck, *Deutsch. Arch. f. klin. Med.*, 1869, V, 485.
[2] Mac Crudden (F.-H.), *Jour. Biol. Chem.*, 1910, VII, 199.
[3] Mac Crudden (F.-H.), *Am. Jour. Physiol.*, 1906, XVII, 32.
[4] Cappezuoli, *loco citato.*
[5] Zalesky, *Med. chem. Untersuch. u. d. Lab... zu Tübingen*, 1866, I, 19.
[6] Gabriel, *Zeitschr. f. physiol. Chem.*, 1894, XVIII, 257.

	Normal	Ostéomalacie
Huppert[1]	»	4,46
Moers et Muck[2]	»	1,267
— deuxième cas.	»	2,528
Hugounenq[3]	0,77	»
Cappezuoli	os long	1 12
—	os plat	1 49
Notre observation III . .	os long	1,11
— . .	os plat	2,38

Ces tableaux montrent que *la quantité de magnésie est augmentée*, aussi bien dans la substance sèche de l'os que dans ses cendres.

Certains auteurs ont rapporté ces résultats sous forme de phosphate de magnésie et l'augmentation est aussi frappante.

TABLEAU IX. — *Pourcentage du phosphate de magnésie dans les cendres.*

	Normal	Ostéomalacie
Gorup-Besanez[4]	1,04	»
Gegenbauer[5]	1,75	»
Hugounenq.	1,04-1,84	»
Huppert[6]	»	9,6
Chabrié[7]	»	26,9
Weber (cité par Gautier) .	1,01-1,02	2,07
— deuxième cas . .	»	0,22

[1] Huppert, *Arch. d. Heilk.*, 1867, VIII, 345.
[2] Moers et Muck, *Deutsch. Arch. f. klin. Med.*, 1869, V, 285.
[3] Hugounenq, *Précis de Chimie physiol. et pathol.*
[4] Gorup-Besanez, *Lehrbuch der Chimie*, 1874, III.
[5] Gegenbauer, *Anatomie des Menschen*, 1883, p. 98.
[6] Huppert, *Arch. d. Heilk.*, 1867, VIII, 345.
[7] Chabrié, *les Phénomènes chimiques de l'ossification*, p. 65, Paris, 1895.

Soufre. — La teneur des os malaciques en soufre n'a guère été faite, à ma connaissance, que par Mac Crudden. Il y aurait ici, comme pour le magnésium, une grosse augmentation. Dans l'os normal, il y en a environ 0,10 à 0,15 pour 100 de substance sèche. Dans l'ostéomalacie, M. Crudden en a trouvé 0,37 pour 100 dans un cas et même 0,55 pour 100 dans un autre.

Que faut-il conclure de ces analyses? Théorie de Mac Crudden. — Pour les résumer, on peut dire que *dans l'ostéomalacie la proportion des matières inorganiques est diminuée et le matériel organique est augmenté. Cette diminution des sels minéraux est due à une perte de phosphate de chaux. Au contraire, le phosphate de magnésie et le soufre sont augmentés*. Tels sont les faits. Comment les interpréter?

Mac Crudden a pris nettement position. Cette augmentation de la magnésie l'engage d'abord à rejeter la théorie qui veut que le processus de l'ostéomalacie soit un processus passif d'halisteresis pur et simple, comparable à ce qui a lieu dans l'os sous l'action d'un acide. Il serait difficile d'imaginer, en effet, comment un acide ou toute autre substance pourrait dissoudre le phosphate de chaux en respectant le phosphate de magnésie qui est beaucoup plus soluble. De plus, il faudrait imaginer de cette façon que, puisque le calcium est diminué de moitié, la quantité relative du magnésium serait seulement doublée. Or, les tableaux que nous donnons plus haut montrent bien que l'augmentation du phosphate de magnésie est plus que doublée, puisque dans la plupart des cas elle atteint presque le quadruple de sa valeur normale. Ceci voudrait dire qu'il y a *opposition nouvelle de magnésie* utilisée probablement pour suppléer au manque de chaux.

En ce qui concerne le soufre, les résultats ont le même intérêt. La matière organique de l'os est constituée, en grande partie, de glycoprotéine qui, comme la plupart des autres protéines, est riche en soufre, de sorte que nous devions nous attendre, dans l'ostéomalacie, où le pourcentage de la matière organique est augmenté, à voir le soufre augmenter de son côté. S'il s'agissait d'un simple processus d'halisteresis, nous devrions nous attendre dans les cas étudiés dans lesquels, nous le répétons, la chaux est diminuée de moitié, à trouver la quantité de soufre correspondante à peu près doublée, tandis que dans les deux cas de Mac Crudden, il est augmenté du quadruple. Ceci indiquerait, comme pour le magnésium, qu'il y a apposition par un processus actif d'os nouveau pauvre en calcium, mais riche en matériel organique et en phosphate magnésien.

Cette théorie du remplacement de la chaux par la magnésie dans l'os malacique, a été soutenue aussi par Chabrié. Les expériences de Kœnig et de Weiske sur le lapin semblent prouver qu'il est possible quand l'organisme n'a pas assez de calcium à sa disposition. Mais il faut rappeler que certains auteurs, avec Aloy, nient la possibilité d'une telle substitution et que dans un cas Weber a trouvé une diminution du phosphate de magnésie (0,22 pour 100).

Il nous semble qu'à l'heure actuelle les dosages de magnésie sont encore trop rares pour que la doctrine de Mac Crudden, si séduisante qu'elle paraisse, puisse être considérée comme définitive. Nous avons, dans notre observation III, des résultats qui plaident tout à fait en sa faveur. Mais il faudra multiplier ces faits, et c'est de ce côté que les recherches doivent se porter désormais.

TROISIÈME PARTIE

L'OSTÉOMALACIE EXPÉRIMENTALE

« Le développement de la médecine expé-
mentale sera long pour deux raisons :
d'abord à cause de la complexité du
sujet, et ensuite à cause des obstacles
sans nombre que la méthode expérimentale rencontrera encore longtemps dans
ses applications à la science de la vie. »

Nulle part, plus qu'ici peut-être, cette affirmation, émise il y a cinquante ans par Claude Bernard[1], ne semblera mieux à sa place.

Nous avons vu la multiplicité des faits cliniques ou provoqués dont pouvait s'inspirer la pathogénie de l'ostéomalacie. Nous en avons signalé en même temps les différentes interprétations, et nous avons formulé nous-même celles qui nous semblaient plus spécialement découler de leur étude d'ensemble.

Mais si maintenant nous recherchons les expériences, qui seules peuvent servir au véritable couronnement de toute doctrine pathogénique quelle qu'elle soit — je veux parler de celles qui ont proprement cherché à reproduire de toutes pièces la maladie —

---

[1] Leçon d'ouverture, Collège de France, 15 avril 1864.

nous serons frappés, au contraire, de l'indigence que nous allons rencontrer.

Quelle qu'elle soit, je me propose de reprendre une à une les tentatives, que leurs auteurs ont cru — à tort ou à raison — donner des résultats positifs.

Je consacrerai un deuxième chapitre aux recherches personnelles que j'ai poursuivies sur cette partie si importante, mais encore si incertaine de la question.

CHAPITRE PREMIER

COMMENT ON S'EST ESSAYÉ JUSQU'A PRÉSENT A REPRODUIRE L'OSTÉOMALACIE

La décalcification, qui est, nous l'avons vu, le fait le plus certain de l'ostéomalacie, si elle a été ensuite mise à tort au second plan, avait justement frappé, et avant toute autre chose, les premiers auteurs. Ceux-ci pensèrent que ce défaut de sels calcaires au niveau des os, provenait d'une alimentation insuffisante à ce point de vue.

Chossat fut le premier, en 1842, qui tenta une expérience dans cet esprit. Il nourrit des pigeons avec du blé soigneusement trié et de l'eau, donc avec peu ou pas de sels de chaux. Au bout de trois mois, les animaux augmentèrent leur boisson et furent pris de diarrhée. Entre le huitième et le dixième mois, ils succombèrent. A l'autopsie on trouva des os amincis et des fractures spontanées. A différents endroits, ils étaient réduits à une sorte de cartilage mou.

Dans une contre-expérience, Chossat vit que, si l'on ajoutait à ce même régime du carbonate de chaux, les animaux semblaient se maintenir dans un excellent état de nutrition.

Edwards, en 1861, répéta l'expérience et produisit un état plus semblable à l'ostéoporose. Dans ce cas, l'os était détruit dans sa totalité, aussi bien les substances minérales que la matière organique.

Roloff produisit du rachitisme chez de jeunes chiens en les soumettant à un régime pauvre en calcium. Voit eut un résultat semblable.

En 1889, Stilling et Méring disent avoir réussi à produire expérimentalement l'ostéomalacie avec lésions constatées au microscope et portant sur le rachis et le bassin, chez une chienne pleine, en la nourrissant avec 600 grammes de viande de cheval hachée, ayant bouilli pendant deux heures dans 3 litres d'eau distillée, 40 grammes de graisse, et en lui donnant de l'eau distillée pour toute boisson. Les petits étaient nés si faibles, qu'âgés de trois ou quatre semaines ils ne pouvaient courir et moururent bientôt.

Roloff fit une expérience semblable sur une brebis, et continue la diète pauvre en sels de calcium pendant la période de lactation. La brebis devint infirme et présenta le tableau de l'ostéomalacie. L'examen post-mortem montra un état de véritable ostéomalacie dans les os.

Faut-il tenir ces premiers essais comme définitifs ? Il est difficile de l'affirmer. Léon Bernard, sans autre référence, dit qu'on n'a pas pu arriver à les reproduire. En tout cas, le problème ne paraît pas si simple chez l'homme. A notre avis, il ne faut pas penser qu'une diète pauvre en calcium soit la cause de l'ostéomalacie humaine. Elle remplit seulement chez les animaux, surtout dans l'état de grossesse, la

meilleure condition pour la production artificielle de
la maladie.

J'ai déjà dit plus haut que les expériences de
Heitzmann, qui aurait produit des lésions ostéomalaciques par l'administration prolongée d'acide lactique, n'ont pas été confirmées par Heiss, ni par
Tripier, ni par MM. Gayet et Bonnet. J'aurai encore
à revenir sur ce rôle de l'acide lactique.

En 1904, Charrin et Moussu, combattant la
théorie de l'origine exclusivement alimentaire de
l'ostéomalacie du porc et du cheval admise, jusqu'à
eux, par les vétérinaires, montrèrent que la *transmissibilité de la maladie est possible* :

1° Par un séjour prolongé des sujets dans un local
précédemment habité par des malades et infecté;

2° Par cohabitation entre des individus malades et
des individus sains.

De plus, les inoculations de sang de malades sacrifiés pendant la période de début ou « d'augment »
produisent l'ostéomalacie chez les sujets inoculés.

Cette expérience décisive confirmait les premiers
travaux des auteurs italiens. Monpurgo, Arton de
Saint-Agnèse, Arcangelli, démontrent, sans aucun
conteste, l'origine infectieuse de certains cas d'ostéomalacie, puisque, non seulement ils parviennent à
isoler un diplocoque spécial, mais reproduisent la
maladie par inoculation, et même l'améliorent par un
vaccin approprié.

Nous avons dit ce que nous pensions de ces travaux
récents, qu'il est regrettable qu'on n'ait pas encore
cherché à répéter en France, mais qu'on ne peut pas

pour cela mettre en doute. Mais nous pensons *qu'ils ne s'appliquent certainement pas à tous les cas d'ostéomalacie*. Il n'est plus contestable, désormais, qu'il existe un syndrome ostéomalacique d'origine infectieuse, mais il y en a d'autres, et beaucoup, qui sont de tout autre nature, et qui ne semblent dépendre — comme le montrent certaines de nos observations, où la culture du sang resta négative, où les glandes endocrines n'étaient pas lésées — que d'un vice spécial de la nutrition.

Plus près de nous, les succès de la castration et du traitement par l'adrénaline ont poussé les recherches vers les glandes à sécrétion interne.

Je ne reviendrai pas sur les faits rapportés par Bossi qui, par capsulectomie unilatérale, prétendait déterminer de l'ostéomalacie du même côté ! Ils sont insuffisants, n'étant basés que sur des examens radiographiques. D'ailleurs, Silvestri et Tosatti n'ont jamais pu arriver à les reproduire.

L'expérience la plus importante, prouvant le rôle incontestable des glandes endocrines, a été réalisée par Hallion et Alquier. Ces auteurs ont fait ingérer pendant deux ans chez deux lapins de la poudre totale d'hypophyse. A l'autopsie de ces animaux, ils ont constaté une décalcification ostéomalacique des plus nettes, et des lésions du corps thyroïde (vésicules dépourvues de matières colloïdes, revenues à l'état embryonnaire). Ils se demandent s'il ne faut pas attribuer l'ostéomalacie observée à ces lésions du corps thyroïde. Ainsi, l'hypophyse n'aurait agi qu'indirectement et par l'intermédiaire de cette glande. Cette hypothèse nous paraît très vraisemblable et, ailleurs, nous avons déjà fait remarquer combien on était tenté de n'attribuer à l'adrénaline une action sur la maladie *que par l'influence qu'elle exercerait sur une autre glande*. Peut-être en est-il de même en ce qui concerne l'hypophyse.

Cette action de l'adrénaline a encore fait l'objet de recherches récentes. Fritsch a montré que, seule ou associée au chlorure de calcium, elle produisait une décalcification intense. Les animaux peuvent perdre en six mois les 3,20 de leur chaux squelettique, soit plus de 300 milligrammes, pour un fémur. En outre, ils présentent des déformations osseuses.

Etienne et Dauplais, en 1909, obtiennent les mêmes résultats chez un lapin et, chez trois autres, l'analyse chimique leur montre une surélimination de la chaux par les matières fécales, une désassimilation calcique et de l'atherome.

Tout récemment, Etienne a confirmé cette action décalcifiante pour le chlorure de calcium seul qui, à haute dose, amène des déformations avec réduction à 15 pour 100 de la chaux des os.

Enfin, Parisot, en novembre 1912, a annoncé, à la Société de biologie, qu'il avait obtenu des lésions osseuses et des fractures spontanées chez des lapins à qui il avait donné, pendant un à trois mois, 250 à 1000 grammes de glucose. Sur vingt de ces animaux, trois eurent des fractures spontanées, des déformations totales et de la flexibilité des côtes. Le poids des os fut diminué : ils contenaient moins de 25 grammes de chaux pour 100 d'os sec. De plus, il y avait, chez les animaux les plus touchés, une oxalurie manifeste.

Telles sont, actuellement, les données que nous possédons sur la reproduction expérimentale de l'ostéomalacie.

Sauf, peut-être, les résultats de l'école italienne, qui démontrent bien que la maladie peut être, dans certains cas, d'origine infectieuse, il faut avouer qu'il n'en est pas qui satisfasse pleinement.

J'ai voulu vérifier et compléter, s'il était possible, les plus récents d'entre eux : ceux qui concernent l'action de l'adrénaline et du chlorure de calcium d'une part, et d'autre part l'influence de l'hyperglycémie provoquée sur la genèse de l'ostéomalacie.

CHAPITRE II

EXPÉRIENCES PERSONNELLES

J'aurais souhaité pouvoir apporter ici la vérification complète de toutes les expériences par lesquelles on est arrivé à reproduire l'ostéomalacie. Mais c'est là une entreprise de très longue haleine, dont les six à sept mois que j'y ai consacrés jusqu'à présent n'ont pu venir à bout.

C'est ainsi que nous avions soumis un lapin à des injections sous-cutanées de pituitrine, pour tâcher de reproduire l'état d'ostéomalacie assez net, obtenu par Hallion et Alquier en 1910, par ingestion de poudre totale d'hypophyse pendant deux ans. Par malheur l'animal est mort accidentellement au cours de ces injections et l'expérience a dû être reprise.

D'autre part, conduit par cette idée que les vices sécrétoires des glandes à sécrétion interne devaient, dans certains cas, être attribués à l'influence d'une infection plus ou moins atténuée à leur niveau, nous avions procédé à l'infection expérimentale de quelques-unes d'entre elles, en nous servant d'une culture de bacille tuberculeux homogène. Après laparotomie, un premier lapin en reçut II gouttes dans l'intérieur de chacune des deux surrénales, un deuxième, III gouttes de chaque côté dans le corps thyroïde, un troisième, III gouttes dans les deux ovaires et la paroi utérine, un quatrième, IV gouttes dans les deux surrénales, les deux corps thyroïdes et les deux testicules.

Ces animaux, injectés depuis six mois, vont bien et ne perdent pas de poids. Les os ne semblent pas présenter de fragilité ou de flexibilité particulières. Nous aurions pu les sacrifier, pour rendre compte ici de l'état calcique de leur squelette, mais c'eût été compromettre l'expérience et se résoudre d'avance à des conclusions assez incertaines. Il nous a semblé préférable d'attendre.

Ceci étant, nous nous en tiendrons aux résultats suffisamment caractéristiques que nous avons obtenus avec l'adrénaline, le chlorure de calcium et le lactose.

Influence de l'adrénaline associée au chlorure de calcium sur les échanges minéraux au niveau des os. — Les travaux de Fritsch en 1909 aboutissaient à cette conclusion que l'adrénaline et le chlorure de calcium employés isolément chez quatre animaux sont des produits décalcifiants, et que leur administration simultanée amenait en trois à quatre mois des incurvations ostéomalaciques très marquées au niveau des membres. A ce moment les fémurs de ces animaux ne contenaient plus que 17,6 pour 100 de chaux.

En 1911, Etienne et Dauplais, cherchant à répéter ces expériences chez les lapins, obtinrent en quatre mois : chez un seul une incurvation de pattes, dont les fémurs ne contenaient plus, il est vrai que 15,22 pour 100 de chaux, et, chez les trois autres, aucune modification, bien que la teneur en chaux des fémurs fût abaissée à 18,17 et même dans un cas à 16 pour 100.

Devant la variabilité de ces résultats, nous avons été conduit à reprendre ces expériences, démontrant l'action du chlorure de calcium et de l'adrénaline sur le tissu osseux, en faisant état, non seulement de la chaux, *mais aussi du phosphore et de la magnésie.* En effet, bien que la chaux reste ici l'élément principal, il y avait lieu de se demander pourquoi, d'une part on avait obtenu une véritable ostéomalacie avec encore 17,6 pour 100 de chaux dans les fémurs, alors que d'autre part, avec les mêmes chiffres et même avec des chiffres inférieurs (17 et 16 pour 100), on n'avait obtenu aucune espèce de déformation des membres. En même temps il était intéressant de voir, si les travaux chimiques de Mac-Crudden, dont aucun des auteurs précités n'a semblé tenir compte — et qui ont montré toute l'importance de la magnésie comme facteur de remplacement de la chaux dans l'ostéomalacie — trouvaient ici leur vérification.

EXPÉRIENCE. — Pour ce faire, nous avons mis en expérience, le 2 décembre 1912, deux lapins adultes, le premier de 2 kg. 800, le deuxième de 3 kilogrammes. Ils ont été nourris de son, chou, avoine, herbes, betterave. Chaque jour on leur a fait ingérer 1 gramme de $CaCl^2$, en solution au début, plus tard en nature (cristaux réduits en poudre) en le déposant dans des fentes pratiquées au couteau dans les betteraves.

A partir du 19 décembre, en plus de cette ingestion, on a injecté trois fois par semaine dans une veine de l'oreille III gouttes de la solution d'adrénaline à 1/1.000.

19 décembre. — Lapin n° 1, 3 kg. 500; lapin n° 2, 3 kg. 100.

24 décembre. — Lapin n° 1, 2 k. 570; lapin n° 2, 3 k. 120.

Mais la première vient de mettre bas plusieurs petits.

A partir du 26 décembre, ils ont quelques difficultés pour manger leur $CaCl^2$; on est quelquefois obligé de laisser le son pendant deux jours pour qu'ils le finissent complètement.

2 janvier. — N° 1, 2 kg. 670; n° 2, 3 kg. 120.

A partir du 14 janvier, la dose d'adrénaline est portée à IV gouttes.

16 janvier. — Le n° 1 pèse 2 kg. 465; le n° 2 pèse 3 kg. 180.

A partir du 21 janvier, V gouttes d'adrénaline.

28 janvier. — N° 1, 2 kg. 400; n° 2, 3 kg. 220.

30 janvier. — Le lapin n° 1, auquel on injecte par mégarde VII gouttes d'adrénaline, meurt en cinq minutes d'œdème aigu du poumon. L'autopsie révèle un début d'athérome sur l'aorte. Cœur en systole. Œdème pulmonaire bilatéral. Os durs. Amaigrissement des masses musculaires. On prélève un fémur pour l'analyse. Le lapin n° 1 était resté en expérience cinquante-neuf jours.

On continue à donner au lapin n° 2 1 gramme de $CaCl^2$ et V gouttes d'adrénaline trois fois par semaine.

A ce moment, nous faisons sur la totalité des échanges de trois jours le bilan des substances minérales contenues dans les ingesta et les excreta. Celui-ci montre que le lapin se décalcifie. Il rejette par jour 4 centigrammes de CaO de plus qu'il n'en absorbe. De même, il perd 20 centigrammes de P^2O^5 et 1 milligramme de MgO de plus qu'il n'en reçoit.

8 février. — Il commence à maigrir : 3 kg. 150.

15 février. — 2 kg. 930.

25 février. — 2 kg. 840. On donne VII gouttes d'adrénaline ; puis, le 6 mars, on donne VIII gouttes d'adrénaline.

15 mars. — On note qu'il a l'air malade. Abcès abdominal avec commencement de déviation de la colonne vertébrale et parésie du train postérieur.

28 mars. — Très amaigri, immobile, il finit par mourir.

L'autopsie nous montre un très vaste abcès, ayant décollé toute la paroi en avant et en arrière et s'étendant tout le long de la colonne vertébrale. Pus blanc et crémeux. (A noter que l'animal n'a reçu aucune injection sous-cutanée au thorax ou à l'abdomen. La source de cette infection est impossible à préciser.) Cœur en systole. Sur l'aorte thoracique inférieure et abdominale, quelques petites plaques d'athérome. Rien aux autres organes. Surrénales indemnes. Pas de fractures, ni de ramollissement de la colonne vertébrale. Os durs et non flexibles.

Le lapin n° 2 était resté cent sept jours en expérience. Nous sacrifions le lapin témoin.

Nous avons dosé la proportion des éléments minéraux dans les muscles. Les chiffres ont concordé chez le témoin et les deux lapins. C'est donc dans l'os que le métabolisme est vicié.

Nous avons réuni dans le tableau suivant ce que nous a donné l'analyse des témoins :

	LAPIN TÉMOIN				LAPIN Nº 1				LAPIN Nº 2			
	Poids absolu	Pour 100 d'os frais	Pour 100 d'os sec	Pour 100 de cendres	Poids absolu	Pour 100 d'os frais	Pour 100 d'os sec	Pour 100 de cendres	Poids absolu	Pour 100 d'os frais	Pour 100 d'os sec	Pour 100 de cendres
	grammes	grammes	grammes	grammes	grammes	grammes	grammes	grammes	grammes	grammes	grammes	grammes
Poids frais.	9,280	»	»	»	10,83	»	»	»	11,66	»	»	»
Poids sec .	7,815	84,2	»	»	7,167	66,1	»	»	7,143	61,2	»	»
Cendres . .	5,208	56,2	66,6	»	5,689	52,5	79,4	»	5,435	46,6	76,00	»
CaO	2,475	26,6	31,66	47,52	2,058	19,1	28,85	36,19	1,875	19,9	26,24	34,49
MgO	0,047	0,50	0,60	0,90	0,053	0,48	0,73	0,91	0,0382	0,32	0,53	0,70
P^2O^5	1,300	14,1	16,63	24,96	1,323	12,2	18,45	23,2	1,19	10,2	16,65	21,8

Conclusions. — De l'examen de ces chiffres il résulte que l'association de l'adrénaline et du chlorure de calcium produit sur le squelette du lapin :

1° Une augmentation de la teneur en eau ;

2° Une diminution du poids des cendres par rapport au poids frais, mais non par rapport au poids sec ;

3° Une diminution de la chaux par rapport au poids frais, au poids sec et aux cendres ;

4° Pas de modifications nettes du côté de la magnésie et du phosphore.

Décalcification ostéomalacique chez le lapin sous l'influence d'injections intraveineuses de lactose. — Parisot a obtenu en 1912 des lésions osseuses (fractures spontanées, déformations costales, flexibilité des côtes) sous l'influence d'hyperglycémie provoquée par ingestion de glucose ou de saccharose. Trois lapins sur vingt présentèrent ces lésions.

MM. Cassaët et Beylon avaient déjà constaté, en 1897, la production de fractures spontanées, chez des lapins ayant reçu des injections de solution sucrée, et qui n'avaient pas d'ailleurs présenté à leur suite de glycosurie.

De notre côté, nous avons soumis un lapin adulte de forte taille à des injections intraveineuses, répétées à deux jours d'intervalle d'une solution de lactose. En l'espace de trois mois environ, il en a été injecté en tout 378 grammes, à raison de 10 grammes chaque fois,

L'animal a très bien supporté l'expérience. Il n'a eu que des variations de poids insignifiantes.

Deux mois après le début, il présentait un certain degré de flexibilité osseuse qui alla depuis lors en s'accentuant.

Sacrifié au bout du troisième mois, son autopsie nous a montré :

Le sternum extrêmement flexible dont l'appendice xiphoïde est presque complètement détaché et ballant, *côtes minces et absolument translucides*, présentant *deux fractures spontanées* récentes. Sur la face interne du thorax, sur la concavité de trois côtes du côté gauche, de deux du côté droit, nous avons noté des *boursouflures arrondies, blanc nacré*, grosses comme de petites gobilles interposées sur le trajet de la côte et à peu près toutes sur une même ligne verticale. Ceci contribue à leur donner l'aspect d'une *sorte de chapelet rachitique*. Sur deux autres côtes droites se voit un simple dépoli blanchâtre sans augmentation de volume de l'os et qui semble être le début de l'altération. Celle-ci n'était donc pas un cal, comme son apparence pouvait aussi le faire croire. Parisot a observé la même particularité et a vu au microscope qu'il s'agissait d'un évidement de l'os avec dilatation et amincissement des travées. Il est certain qu'il en est de même ici.

Les omoplates sont minces et *transparents comme du papier de soie*, se cassant à la moindre pression.

Les deux fémurs sont incurvés en arc de cercle, mais non flexibles. Pas de flexibilité non plus sur les autres os des membres.

L'analyse chimique, pratiquée sur les fémurs, nous a donné les résultats suivants :

Fémur droit.

Poids frais. 11,240
Poids sec 7,353
Cendres 5,645
CaO. 1,825
MgO. 0,229
P²O⁵. 1,45

Le lapin témoin sacrifié, l'analyse du fémur droit donne :

Poids frais. 11,280
Poids sec. . . , . . . 7,815
Cendres. 5,208
CaO. 2,475
P²O⁵. 1,300
MgO . . . , ... 0,047

Si nous rapportons ces chiffres au poids sec, nous obtenons le tableau suivant :

	Lapin témoin	Lapin lactosé
CaO.	31,66	24,8
MgO.	0,60	3,04
P²O⁵	16,63	25,5

Donc *décalcification très marquée et, par contre, grosse augmentation de la magnésie,* comme cela a été constaté dans l'ostéomalacie humaine.

Le soir et le lendemain de l'injection de lactose,

l'animal rejetait beaucoup de sucre par l'urine. Le sur-
lendemain, pas de glycosurie. Traces intermittentes
d'acétone. Nous avons trouvé à plusieurs reprises *de
l'acide lactique*.

Donc, l'hyperglycémie expérimentale (glycose,
saccharose en ingestion dans les cas de Parisot, lactose en injection intraveineuse dans le nôtre) entraîne
chez le lapin une série de manifestations pathologiques, dont l'ensemble présente la plus grande analogie avec l'ostéomalacie humaine.

Plusieurs de ces troubles peuvent être observés plus
ou moins nettement *dans le diabète*.

Divers auteurs, Boeker, Rickinkson, Toralbo, Von
Noorden. etc... ont vu, chez beaucoup de diabétiques,
la quantité de chaux excrétée dépasser sensiblement la
normale. Ce fait est bien en rapport avec la constatation d'une fragilité osseuse manifeste chez certains de
ces malades.

Nous rappelons enfin que Bouchard a montré qu'il
peut se produire au cours du diabète une véritable
ostéomalacie, due à la présence dans l'organisme et
à l'action décalcifiante d'acides anormalement abon-
dants.

Cette expérience nous ramène donc à l'une des premières doctrines que nous avons exposées : celle de la
dyscrasie acide. Et, de fait, nous avons trouvé dans
les urines de notre lapin *de l'acide lactique*. L'intensité de la décalcification chez les animaux de Parisot
semblait en rapport avec l'élimination par les urines
de carbonate de phosphate et surtout d'oxalate
de chaux. « *La décalcification fut proportionnelle*

*non pas à la quantité de sucre ingérée mais à l'in-
tensité de l'oxalurie* ». Et beaucoup d'auteurs ont, en
effet, pensé à incriminer dans certains cas l'acide oxalique.

En effet, l'explication la plus simple et la plus
rationnelle de l'action du sucre sur le squelette, réside
dans sa transformation en acide, et c'est là une
des raisons qui nous ont engagé à placer à côté des
syndromes ostéomalaciques d'origine infectieuse et
glandulaire, un syndrome relevant d'un vice de la
nutrition, qui le plus souvent n'est autre que la dyscrasie acide. C'est dans cette catégorie qu'il faut verser
les observations, où l'on ne peut incriminer ni l'infection, ni les glandes à sécrétion interne.

Bouchard a cité, à ce point de vue, une observation
qui nous semble un exemple absolument typique à
l'appui de ce que nous venons de dire. Il s'agissait
d'une dame, issue de parents obèses, et fatiguée par
de nombreuses grossesses, qui éprouva à l'époque de
la ménopause, des douleurs osseuses, que provoquaient
la station debout et aussi la pression sur les côtes, les
humérus et les avant-bras. Les urines contenaient des
phosphates en excès, *mais pas de glycose.* Cette
dame, ayant quitté sur le conseil de Bouchard le pays
humide où elle habitait pour un climat sec, vit dis-
paraître la phosphaturie et les douleurs osseuses,
mais elle devint diabétique.

Des cas analogues ont été publiés par Sénator et
par notre maître, M. J. Teissier. Celui-ci a proposé
l'interprétation suivante de ces faits, qu'à priori on
aurait pu qualifier de curiosités ou tout au moins de

simples coïncidences : dans certains cas de diabète latent, pendant une première période, *le sucre se transforme en acide lactique* qui peut provoquer l'élimination de la chaux et des phosphates des tissus. Plus tard, le diabète devient apparent : la glycosurie emporte le sucre, qui ne subit plus la fermentation lactique. Alors cessent la phosphaturie et l'ostéomalacie.

Nous pensons que notre expérience confirme entièrement cette manière de voir.

CONCLUSIONS

I. — L'ostéomalacie ne peut plus être considérée à l'heure actuelle comme une entité morbide. Quelle que soit sa forme, quelles que soient sa date d'apparition et les circonstances qui l'entourent (o. juvénile, puerpérale, masculine, sénile), *elle représente un syndrome*, qui n'offre pas plus d'unité que les glycosuries par exemple, mais qui a seulement, comme ces dernières, un aspect chimique uniforme, tout en reconnaissant des causes très diverses et des mécanismes multiples.

II. — On peut classer les observations d'ostéomalacie sous trois chefs. Il existe :

1° Un syndrome ostéomalacique *d'origine infectieuse ;*

2° Un syndrome ostéomalacique *d'origine glandulaire endocrinique ;*

3° Un syndrome ostéomalacique *relevant d'un vice de la nutrition ;*

A ces trois catégories, nous ne pensons pas devoir ajouter un quatrième syndrome qui serait *d'origine trophonévrotique pure*. A des titres divers, le sys-

tème nerveux joue un rôle important dans chacune
d'elles, souvent même en renforçant l'action causale
primordiale, soit par voie réflexe, soit par voie vasculaire, mais il ne nous semble pas possible d'affirmer qu'il soit capable, *à lui seul*, d'engendrer l'ostéomalacie de toutes pièces.

III. — *L'origine infectieuse* de certains cas d'ostéomalacie a été démontrée surabondamment chez les
animaux, par l'existence d'épizooties, de pays à foyers
endémiques, la contagiosité, l'influence curatrice de
l'isolement, etc...

Chez l'homme, les auteurs italiens ont décrit un
diplocoque spécifique, dont l'inoculation reproduit la
maladie.

Mais l'affection peut aussi être causée par *l'action
à distance sur le système osseux d'une infection
quelconque.* Ceci est prouvé par la fréquence des
infections dans les antécédents de certains malades,
la marche même de la maladie, qui revêt quelquefois
les allures d'une maladie infectieuse, enfin la constatation de lésions inflammatoires au niveau de la
moelle (ostéopathie myélogène).

La tuberculose (Poncet et Leriche), la syphilis et
le cancer (Hanot) sont probablement à l'origine de
certains cas, et il n'est pas impossible qu'il en existe
aussi d'origine parasitaire (Jaboulay).

IV. — *Les lésions des glandes endocrines* constituent les causes les plus puissantes et les plus
fréquemment rencontrées de l'ostéomalacie.

Le rôle primordial semble revenir aux ovaires (guérison par la castration), aux surrénales (guérison par l'adrénaline), à l'hypophyse et au corps thyroïde. Mais les parathyroïdes, le thymus, le pancréas et le foie y ont aussi leur part. Dans le cas où *toutes* ces glandes ont été examinées avec soin au point de vue histologique, on a trouvé à peu près partout, à côté des lésions diverses dans les unes, des signes d'hyperactivité manifeste dans les autres.

L'irrégularité des résultats thérapeutiques de la castration et de l'adrénaline, comme aussi la difficulté qu'on éprouve à expliquer directement leur action empêchante sur le processus malacique, prouvent que, le plus souvent, malgré l'apparente prédominence de l'une de ces glandes, *toutes y participent plus ou moins,* par suite d'une *véritable rupture généralisée de l'équilibre endocrinique.*

V. — Les observations où l'on ne peut relever ni signes d'infection, ni troubles glandulaires, même après la vérification macroscopique et histologique des organes, sont à classer dans le chapitre de l'ostéomalacie due à un vice de la nutrition. Ce vice de la nutrition peut être de nature variable, mais le plus souvent c'est dans *les dyscrasies acides,* telles que les a individualisées Bouchard, qu'il faut le chercher.

VI. *L'ostéomalacie est le syndrome de la décalcification osseuse.* Celle-ci est le résultat le plus évident, le moins contestable de l'ostéomalacie, car elle

s'appuie sur des faits précis et sur des épreuves véritablement mathématiques.

*Les méthodes utilisées pour déceler la décalci-
fication de l'ostéomalacie* ont passé par trois étapes
successives : après une première période, où la chaux
n'est dosée que dans les urines, en a cherché à en
établir le bilan par le dosage des ingesta et des excreta
(urines et fèces). Actuellement enfin on commence à
doser la chaux dans le sang (calcémie).

Les résultats obtenus montrent :

1° *L'isuffisance absolue de la recherche de la calcalurie seule*, prouvée par l'état des reins, si souvent
lésés dans l'ostéomalacie et par ce fait qu'elle n'envisage qu'un des facteurs.

2° *L'insuffisance relative des dosages de la seconde
période.* Outre les difficultés d'application, on ne dose
par ce moyen, ni la chaux qui s'élimine par la sueur,
la salive, le lait, ni celle que le fœtus absorbe journel-
lement et d'une manière variable pendant la grossesse,
ni celle qui peut se déposer dans les divers tissus de la
malade, sans pour cela être utilisable pour l'organisme.

3° *Par contre, la concordance des résultats du
dosage de la chaux dans le sang et des symptômes
cliniques.* Cette méthode est la seule rationnelle,
puisqu'elle permet de doser la chaux soustraite à la
malade *quelle que soit sa destinée ultérieure.* Elle
est en pratique la seule qui ait donné jusqu'ici — par la
plus ou moins grande augmentation de chaux qu'elle
peut révéler — des résultats constamment en rapport
avec l'état des malades. Elle constitue un excellent
moyen de diagnostic et même de pronostic.

VII. — L'os malacique a une *composition tout à
fait particulière* que des analyses chimiques, encore
rares, permettent néanmoins d'individualiser ainsi :

La proportion des matières inorganiques est diminuée et le matériel organique augmenté. Cette diminution de sels minéraux tient à une perte — de moitié
environ — du phosphate de chaux. Au contraire, le
soufre et le phosphate de magnésie sont augmentés,
ce dernier dans la proportion moyenne de 1 à 4.

VIII. — *Expérimentalement*, on a essayé de
reproduire l'ostéomalacie par des procédés divers,
dont quelques-uns se sont montrés efficaces (nour-
riture pauvre en sels de chaux, inoculation du
diplocoque spécial des auteurs italiens, ingestion
d'hypophyse, d'adrénaline, de chlorure de calcium,
hyperglycémie expérimentale). La plupart malheureusement manquent de confirmations suffisantes.

De nos expériences personnelles, il ressort que :

1° *L'adrénaline et le chlorure de calcium sont
des décalcifiants énergiques*, amenant, chez le lapin,
une réduction importante de la chaux du squelette,
sans cependant qu'on obtienne toujours de la flexibilité et des déformations osseuses et sans modifications
nettes du côté de la magnésie et du phosphore.

2° *Le lactose*, en injections intraveineuses, amène
en moins de trois mois, chez le lapin (pour une dose
totale de 378 grammes) un état du squelette *comparable sous tous les rapports à celui qu'on observe
dans l'ostéomalacie humaine* : flexibilité et incurvation des os surtout marquées au niveau du thorax, frac-

tures spontanées, réduction énorme de la chaux et augmentation de la magnésie.

Cette dernière expérience, jointe à quelques autres faits, prouve à nos yeux l'existence si discutée d'un *syndrome ostéomalacique d'origine dyscrasique*, et remet en lumière l'ancienne théorie humorale de Bouchard, la seule qui corresponde à un certain nombre de cas, ne relevant par ailleurs ni de l'infection, ni de vices glandulaires.

BIBLIOGRAPHIE

Adenot, *Gazette hebdomadaire de Médecine et de Chirurgie*, 1900.

Aloy, Thèse de Toulouse, 1896-97.

Arcangeli, Nuove ricerche e osservazioni sull' asteomalacia umana *(Clinica Ostetri, anno IX, fasc. XV, 1907).*

Arnd, Rachitis combiniert mit Osteom. *(Korresp. Bl. f. Schweizer Arzte, 1910, n° 8).*

Arton de Sant-Agnèse, Ricerche sperimentale sull' osteomalacia *(la Ginecologia rivista pratica, forenze 1908).*

Axhausen (Berlin), Das Wesen der Osteomalakirschen Knochen Prozess *(Med. Klinik, 1909, n° 25).*

Bab, le Traitement de l'ostéomalacie par l'extrait d'hypophyse *(Berlin, klin. Wochenschrift, 1911, p. 1442).*

— Le Traitement de l'ostéomalacie par l'extrait d'hypophyse *(Berliner med. Wochenschrift, 1911, p. 1814).*

— Sur un cas d'ostéomalacie bien influencé par la pituitrine *(Zentralblatt f. Gynäkologie, Leipzig, 1911, p. 1378).*

Bar, *Pathologie obstétricale*, t. II.

Basset, Anatomie pathologique de l'ostéomalacie spontanée et expérimentale *(Archives de médecine expérimentale, 1906, p. 712).*

Berne, Un cas d'ostéomalacie *(Gazette médicale de Lyon, 1867).*

Bernard, Nature de l'ostéomalacie *(Revue de Médecine, 1910).*

Binaghi, *Policlinico dez pratica*, 23-712, 1905.

Biasotti, R. Accad. med. di Genova, 2 juillet 1908.

Bonnamour, Albert Badolle, Sarvonat et Escallon, Influence de l'adrenaline associée au chlorure de calcium sur les échanges minéraux au niveau des os (Communication à la Société de Biologie de Paris, séance du 10 mai 1913; *Comptes rendus hebdomadaires de la Société de Biologie,* 10 mai 1913, n° 17, t. LXXIV, p. 1019).

Bonnamour, Albert Badolle et Escallon, Décalcification ostéomalacique chez le lapin sous l'influence d'injections intraveineuses de lactose (Communication à la Société de Biologie
de Paris, séance du 17 mai 1913; *Comptes rendus hebdomadaires de la Société de Biologie*, 23 mai 1913, n° 18).
Bokay, Un cas de rachitisme tardif (*Archives générales de Médecine*,
septembre 1910).
Bouley et Hanot, *Archives de Physiologie*, p. 634, 1874.
Bucura, *Volkmanns Samml.*, N. F., 18ᵉ série, 513-514.
— *Wiener klin. Woch.*, 1907, n° 23.
— *Zeilschrift f. Heilk.*, 1907.

Caporali, Il ricambio materiale nell' osteomalacia (*Archiv. di Ostetri-
cia*, juillet 1905, p. 390).
Cappezuoli, Composition minérale des os malaciques (*Biochem.
Zeitschrift*, 1909, vol. XVI, p. 355).
Carbone, Esperienze sull' estirpazione del timo (*Giornale di Acad.
med. di Torino*, 1897, p. 561).
Carrière et Vauverts, *Société de Biologie*, juin 1900.
Cassaët et Bellot, *Société d'Anatomie et de Physiologie de Bordeaux*,
22 mars et 22 novembre 1897.
Cecca, *Soc. Med. Chir. de Bologne*, 1901.
Chappet et Mouriquand, Forme nerveuse de l'ostéomalacie (*Lyon Mé-
dical*, 1904, II, p. 749).
Charrin et Moussu, *Société de Biologie*, 1904, I, p. 779.
Charrin, *Poisons de l'organisme*, 1894, Paris, p. 88.
Chaumier, Nature du rachitisme (*Méd. hyg.*, 1894).
Courmont et Paviot, *Lyon Médical*, 1902, II, p. 762.
Cramer, Uber Wesen und Behand. der Osteom. (*Munsch. med. Wo-
chenschrift*, 1911, n° 8, p. 405).
— Versamlung Deutscher Naturforscher (*München med. Woch.*,
1908, p. 2205).
Cristofoletti, Zur Pathogenese der Osteomalacie (*Gynekologische
Dundschau Berlin und Wien*, 1911, H. IV et V, p. 113 et
169).
Curschmann, Uber Osteom. senile und tarda (*Mediz. Klinik*, 1911,
p. 1564).

Dauplais, *de l'Ostéomalacie sénile* (thèse de Nancy, 1910-1911).
Demange, de l'Ostéomalacie sénile (*Revue de Médecine*, 1881, p. 705).
Denecke, *Uber das Verhalten der Kalk und Phosphorsaure Ausschei-
dung im Harn osteomalacischer vor und nach der Castration*
(thèse de Würzbourg, 1896).

Dibbelt, l'Ostéomalacie expérimentale *(Anat. und Bacterie. zu Tü-bing Brunschw.*, 1911, 559).

Droineau, *de l'Ostéomalacie* (thèse de Strasbourg, 1861).

Duval, Thèse de Lyon, 1903.

Erdheim, Uber Epitelkörperfunde bei Osteom. *(Arch. der Wissensch.* Wien, II, 5, 6, 1907).

Etienne et Dauplais, le Métabolisme de la chaux dans un cas d'ostéo-malacie sénile *(Revue médicale de l'Est*, 15 février 1912).

Etienne, Ier Congrès de pathologie comparée *(Presse Médicale*, 1912, p. 897).

Fack, *Zentralbl. f. Gynekol.*, n°s 101-11, 1910.

Fehling, Uber Wesen und Behandlung der puerperales Osteom. *(Arch. f. Gynek.*, 1888, XXXII).

Finckelburg, *Allg. Zeitsch. f. Psych.*, XVII.

Fiona, Ulteriore contributo al reperto batteriologico sull' osteom. *(Policlinico*, 1908, XV).

Fritsch, Thèse de Nancy, 1909.

Gautier (G.), Médication thyroïdienne dans les fractures à consolida-tion retardée *(Lyon Médical*, 27 juin et 4 juillet 1897).

— *Les Médications thyroïdiennes*, Paris, 1902.

Gayet et Bonnet, *Revue de Chirurgie*, 1901, t. I, p. 44 et 228.

Ghika, *Etude sur le thymus* (thèse de Paris, 1901).

Goldthwait, Painter, Osgood et Mac Crudden *(American Journal of Physiol.*, 1905, p. 389.

Grajon, *l'Ostéomalacie sénile* (thèse de Paris, 1892).

Gusserow, Beitr. z. Lehre v .d. Osteom. *(Verhdl. d. Ges. f. Geb. in Berlin*, 1863, XV).

Hallion et Alquier, Ostéomalacie chez deux lapins soumis à l'inges-tion de poudre totale d'hypothyse pendant deux ans *(Revue de Neurologie*, 1910, p. 730).

Hanau. Ein Vorschlag zur Lösung der Streitfrage ob der Kalklose Knochen bei der Osteo durch Kalkberaubung oder durch Ausbleiben der Verkalkung eutschf. Forschriffte *(Med. Berl.*, 1906, p. 81, t. LXXXIII).

Hanot, Article Ostéomalacie *(Traité de Médecine et de Thérapeuti-que*, t. III).

Hanot et Gaston, *Société médicale des Hôpitaux*, p. 799, 6 décembre 1895).

Hennig. cité par Hanot, article Ostéomalacie *(Traité de Médecine de Brouardel et Gilbert)*.

Hoenicke, *Berlin. Woch.*, 1904, n° 44.
— Experimentale puerperal Osteomal. *(Deutsch. med. Woch.*, n° 4, et *Jahresber. f. Chirurgie*, 1906, p. 322).
— *Uber das Wesen der Osteomalacie*, Halle, 1905.
— Zur Theorie der Osteom. *(Berlin. klin. Woch.*, n° 44, 1904).
Hofmeier, Zur Frage der Behandlung d. Osteom. durch Kastr. *(Zentralblatt fur Gynekol.*, 1891).
Huddes, *l'Ostéomalacie peurpérale* (thèse de Bordeaux, 1909).

Jaboulay, Origine et nature sarcosporidienne de l'ostéomalacie *(Lyon Médical*, 1912, p. 229).
Jadasohn, *Arch.. für Dermat. und Syphilis*, 1910, vol. C, p. 317.

Kaji (Osaka), Uber den pathologischen Befund der Ovarien bei Osteomalakie *(Gynekolog. Rundschau*, 1910, p. 8).
Klose et Vogt, Folgen der Thymus Extirpation, 3o Kongres des Deutschen Gesellschaft für Chirurgie, Berlin, 3o mars-2 avril 1910 *(Neurol. Centrablatt*, n° 8, p. 447).
Kobler, *Wien. klin. Woch.*, 1888, n° 23.
Kon, On senile osteomal. *(Sei-i-Kwai M. J. Tokio*, 1911, XXX, n° 1).
König, Substitution de la chaux dans les os *(Zeitschr. f. Biol.*, 1892, VIII, 239).
Krause und Trappe, *Fortschritte auf dem Gebiete der Röntgenstrahlern*, 1907, vol. II, p. 229).

Langerhans und Saveliew, Beiträge für Physiol. der Thymusdrüse *(Arch. f. Anat. und Physiol.*, 1893, CXXXIV, Heft 2, p. 344-355).
Latzko, Osteomal. und Morb. Based. *(Jahrb. f. Psych.*, XX, 1901).
Lewandowski, Die Grundlagen der Organotherapie *(Zeitschrift für diät. und physikal. Therapie*, vol. V).
Litzmann, Die Formen des Beckens nebst einem Anhange über die Osteom. *(Monographie*, 1861).
Loeper et Bechamp, la Chaux du sang (calcémie) dans quelques états pathologiques *(Société de Biologie*, 1910, t. II, p. 112).
Lenormand, Ostéoporose et fistules biliaires *(Presse Médicale*, 1910, p. 892).
Looser, Milleil. aus den Grenzgebieten *(Med. und Chir.*, 1908, XVIII. 4).
Lortet, Allongement des membres inférieurs dû à la castration *(Archives d'Anthropologie criminelle*, Lyon, 1896, p. 361).

Mac Callum et Voegtelin, On the relation of tetany to the para-
thyoid glands and to calcium metabolism *(Journal of exp.
med , n° 1, 1909).*

Mac Crudden (Boston), Studies of Bone Metabolis, Especially the Pa-
thological Process, Etiology and Treatment of Osteomalacia
(Arch. of Internal Medicine, janv. 1910, vol. V, p. 596-630).
— The composition of Bone in osteom. *(American Journal of Physiol.,* vol. XVII, septembre 1906, n° 1).
— The effect of castration on the metabolism in osteomalacia
(Americ Journal of Physiol., vol. XVII, novembre 1906,
n° 3)
— The effect of castration on the metabolism *(Journal of biological chemistry,* vol, VII, n° 3, février 1910).
— Chemical analysis of bove from a case of human adolescent
osteomalacia *(Journal of biological chemistry,* vol. VII,
n° 3, février 1910).

Mac Crudden et H. Fales, Studies in bone metabolism the etiology
of non-puerperal osteomalacia *(Arch. of Internat. Medecine,*
1912, vol. IX, p. 273-283).

Maisonave, *Contribution à l'étude de l'opothérapie orchitique. Recherches expérimentales sur le développement du squelette*
(thèse de Lyon, 1903-1904).

Malcolm, On the influence of the pituitary gland substance on meta-
bolisme *(Journal of Physiologia,* vol. XXX, p. 88, 189-197,
1906).

Marassini, *la Sperimentale,* 1906, t. II.

Marinesco, C. Parhon et J. Minhea (de Bucarest), Contribution à
l'étude de l'ostéomalacie dans ses rapports avec les altérations des glandes endocrines *(Nouvelle Inconographie de la
Salpêtrière,* janvier-février 1911).

Marquiss, Degré et rôle de la décalcification gravidique *(l'Obstétrique,*
1910, p. 560).

Mayss, *Virchows Arch.,* 1878, vol. LXXIV.

Meck, *The Lancet,* 18 juillet 1908.

Menziols, *les Effets de la spermine sur le développement du squelette.*

Meslay, Thèse de Paris, 1895-1896.

Mircoli, *La mia Floria in fettiva del Rachitisme,* Gênes, 1908.

Moisew, Sur l'ostéomalacie produite expérimentalement par Powlow
(Verhandl. d. Ges. russ. Arzte zu St Petersourg, 1909,
Bd LXXVI, p. 503, et *Centralbl. jur Biochimie,* p. 395, 1910).

Mollard, *Société médicale des Hôpitaux de Lyon,* 1902.

Mondan, *Société des Sciences médicales de Lyon,* 1877.

Monpurgo, *Giornale della R. Accad. di med. di Torino*, I, II, 1906.
— Sulla transmissione dell' osteomalacia umana ai topi blanchi (*R Accad. di Torino*, 17 janvier 1908).
Moraczewski, *Stoffwechsel bei Akromegalie Zeitschr. fur klin. Med.*, Bd XLIII, Heft 3 und 4, 1901.
Moussu, Sur l'étiologie de la cachexie ostéomalacique chez le porc (*Société centrale de Médecine vétérinaire*, mars 1903).
Moussu et Charrin, Ostémalacie expérimentale chez le lapin (*Société de Biologie*, mai 1904).
Morel, les Parathyroïdes dans l'ostéogenèse (*C. R. de la Société de Biologie*, p. 780, t. LXVII, 1909, et n° 4, p. 163, 1910).

Nazari, *Policlinico Sez. pratica*, fas. 23, 712, 1905.
Netter, *Rôle du calcium*, Paris, 1907.
Neumann, Buantit. Bestinangen de Ca, Mg und d. Phosphorsäure im Harn und Kal. bei Osteom. (*Arch. f. Gynekol.*, Bd XLVII).
Novak, Contribution à l'étude du traitement de l'ostéomalacie par l'adrénaline (*Arch. f. Gynekol.*, 1911, p. 2).

Ogata, Das Wesen der Rachitis und Osteomal. (*Beitrag. z. Geburtshülfe*, 1911, p. 23).
Odermatt, *Recherches sur l'ostéomalacie*, Zurich, 1910.

Parhon, Influence de la thyroïde sur le métabolisme du calcium (*Société de Biologie*, 1912, vol. I, p. 620).
Parhon et Goldstein, *les Sécrétions internes*, Paris, 1909.
Parhon et Papinian, Notà relativà la actiunsa corpului tiroid in assimilarea si desasimilerea calcelui (*Romania medicala*, n°s 11 et 12, 1904).
Parisot, Lésions osseuses et fractures spontanées chez le lapin sous l'influence de l'hyperglycémie expérimentale (*Société de Biologie*, 12 novembre 1912).
Pecaud, *Revue générale de Médecine*, vol. III, p. 1, 1904.
Pende, le Sang dans l'ostéomalacie (*Centralbl. f. allegem. Pathol.*, 1907, p. 973).
Petrone, Il micro-organismo della nitrificazione e l'osteomalacia (*Riforma medica*, 5 août 1912).
Piérart, *Contribution à l'étude de l'ostéomalacie sénile* (thèse de Paris, 1904-1905).
Pirche, *De l'influence de la castration sur le développement du squelette* (thèse de Lyon, 1902-1903).
Pommer, *Untersuchungen über Osteom.*, Leipzig, 1885.

PONCET et LERICHE, *Bulletin de l'Académie de Médecine*, séance du
     3 janvier 1911.
POPPE, Thèse de Fribourg, 1895.

QUEST, *Arch. f. exper. Path. und Therap.*, vol. V fasc. 1.

RAKK, *Virchows Arch.*, 1892, vol. CXXVIII, p. 537.
RECKLINGHAUSEN, *Untersuchungen über Rachitis und Osteom.*, Iéna,
     1910.
  — Die Fibröss oder dif. Osteitis. Die Osteom. (*Virchow's Fetschr.*,
     1891).
REHU, cité dans *Traité des Maladies de l'enfance de Grancher-Comby*,
     t. I.
REICH, Uber senile Osteom. (*Mitt. a. d. Grenzgeb. d. Med. u. Chir.*).
ROLOFF, Uber Osteo und Rachitis (*Virchow's Arch.*, XXXVII, 1866).
ROOS, *Zeitschrift für physiol. Chemie*, Bd XXI, 1895-1896.
ROSSIER, Anat. Untersuchungen ovar. in Fallen von Osteom. (*Arch.
     Gynek.*, Bd XLI).

SARVONAT et ROUBIER, Sur un cas d'ostéomalacie sénile (*Progrès Mé-
     dical*, 1911, p. 635, 30 décembre, n° 52).
SARVONAT et REBATTU, Sur un cas d'ostéomalacie sénile. Etude chimi-
     que et physiologique (*Progrès Médical* 26 octobre 1912,
     p. 536).
SAULAY, *Contribution à l'étude de l'ostéomalacie essentielle* (thèse de
     Lyon, 1890).
SCHEUNERT-SCHATTKE et LÖTSCH, Contenance en CaO, MgO et P^2O^5 du
     foin et de l'avoine après la consommation desquels des che-
     vaux présentèrent de l'ostéomalacie (*Biochemische Zeitschr.*,
     1911, p. 241, vol. XXXVI).
SCHIFFMACHER, *Wiener med. Wochenschrift*, 1904.
SCHOLTZ, Ueber die Einflus d. Schilddrusenbehardlung auf d. Men-
     schen im besord. bei M. Basedow (*Centralbl. f. innere Med.*,
     n°s 33 et 34).
SENATOR, *Handbuch der spec. Pathol. u. Therap.*, 1875, XIII, p. 195.
  — *Berliner klin. Woch.*, n°s 6-7, 1897.
SILVESTRI et TOSATTI, *Gazetta degli ospedagli e delle Cliniche*, 1907,
     p. 1067.
SITSEN, *Nederln. Tijdschr. voor Geneesck*, 28 novembre 1908.
SOLDA, Capsules surrénales et ostéomalacie (*la Ginecologia*, 15 octo-
     bre 1908).

Soldi, Deux nouveaux cas guéris par l'adrénaline *(XIVe Congesso della Societa italiana di ostetrica e ginecologica*, Genova, 1908).

Solly, Remarks on the pathology of mollitios ossium *(Med. chir. Transact.*, XXVII).

Someiller, Observations d'ostéomalacie *(Gazette Médicale de Strasbourg*, 1861).

Spillmann et Perrin, *Archives générales de Médecine*, 1906, p. 1793.

Stefanelli et Levi, Contr. alla conscenza dell' osteomalacia umana *(Rivista critaca di clinica medica*, anno IX, 1908).

Stern, Beitrag zur Klinik und Orgonatherpie der Osteomalacie nebst anatomischen Untersuchungen über die « interstitielle Eierstokdrüse » *(Zeitschr. f. Geburtshülfe und Gynekologie*, 1911, vol. LXVIII, t. I, p. 47).

Theodossiew, *Roussk. Vratch*, 4 février 1906.

Thiem, *Monatschrift für Unfall Heilkunde*, 1898, vol. V, p. 309. Osteomalacia following fracture.

Todyo, Uber das Verhalten der Epithelien Körperchen bei Osteom. und Osteopor. Francfurt *(Zeitschrift f. Pathol.*, Wiesbaden, 1912, X, 219).

Tolot et Sarvonat, Ostéomalacie et goitre exophtalmique *(Revue de Médecine*. XXVI, 1906, p. 445).

Trousseau et Lasègue, Du rachitisme et de l'ostéomalacie comparés *(Union Médicale*, 1850).

Truzzi, Ueber die Kastration bei Osteomalacie *(Verhand. d. X intermed. Congres.*, Berlin, 1890, et *Beit. z. Zentralbl. f. Gynekol.*, 1890, p. 6).

— La Castrazione nell osteomal. *(Ann. di Ostetrica et Ginec.*, n° 11, 1894).

Veron et Marquis, Sur la décalcification gravidique *(Congrès des Sociétés savantes*, Rennes, 1909).

Vincent, *Encyclopédie internationale de chirurgie*, t. IV, p. 354.

Wallart, *Zeitschrift f. Geb. und Gynek.*, Bd LXI; *Archiv für Gynekol.*, Bd LXXXI.

Weber, Zur Kenntniss der Osteom. *(Arch. f. pathol. Anat.*, XXXVII, Heft 1).

Weiske. Ueber den Einfluss verschiedenen der Nahrung beigemengte Erdphosphate auf die Zusammensetzung der Knochen *(Zeitsch. f. Biol.*, 1892, VIII, 239).

Wolf, *Ueber Phosphorsäure und Kalk aus Cheidungen im Harn bei einem Fall von osteom. und einigen anderen Erkrankungen.*

Zuntz, Uber den Stoffwechsel bei Osteomal *(Section d'Obstétrique de la LXXXII⁰ réunion des médecins alemands à Kœnigsberg, du 18 au 22 septembre 1910.*
Zurn, cité par Hörner, *Ueber die Ursache und der Vorkomen die Osteomal. von Bayern.* (Ihaug, Dissert., Münschen. 1886).

TABLE DES MATIÈRES

Lyon. — Imprimerie A. REY, 4, rue Gentil. — 64314